Marcel Doll

50 Workouts

Bodyweight-Training ohne Geräte

Einfach – effektiv – überall durchführbar

riva

Bibliografische Information der Deutschen Nationalbibliothek
Die Deutsche Nationalbibliothek verzeichnet diese Publikation in der Deutschen Nationalbibliografie. Detaillierte bibliografische Daten sind im Internet über https://dnb.de abrufbar.

Für Fragen und Anregungen
info@m-vg.de

Wichtiger Hinweise
Dieses Buch ist für Lernzwecke gedacht. Es stellt keinen Ersatz für eine individuelle medizinische Beratung dar und sollte auch nicht als solcher benutzt werden. Wenn Sie medizinischen Rat einholen wollen, konsultieren Sie bitte einen qualifizierten Arzt. Der Verlag und der Autor haften für keine nachteiligen Auswirkungen, die in einem direkten oder indirekten Zusammenhang mit den Informationen stehen, die in diesem Buch enthalten sind.

Ausschließlich zum Zweck der besseren Lesbarkeit wurde auf eine genderspezifische Schreibweise sowie eine Mehrfachbezeichnung verzichtet. Alle personenbezogenen Bezeichnungen sind somit geschlechtsneutral zu verstehen.

Originalausgabe
12. Auflage 2026

Türkenstraße 89
80799 München
Tel.: 089 651285-0

Umschlaggestaltung: Manuela Amode, München
Bildnachweis: Illustrationen auf dem Umschlag und im Innenteil:
evoletics – ein Produkt der science on field GmbH
Layout und Satz: Deborah Herzog, www.alpsee-design.de
Druck: Florjancic Tisk d.o.o., Slowenien
Printed in the EU

ISBN Print 978-3-7423-0172-7
ISBN E-Book (EPUB, Mobi) 978-3-95971-631-4

Inhalt

Bodyweight-Training ohne Geräte

1

Warum mit dem eigenen Körpergewicht trainieren?

Das beste Fitnessstudio hast du im wahrsten Sinne des Wortes jederzeit mit dabei – dein eigenes Körpergewicht. Das Bodyweight-Training erfreut sich zunehmender Beliebtheit bei all jenen, die ein effektives Training suchen, aber dabei auf Geräte verzichten möchten. Und damit sind sie völlig im Trend! Ob zu Hause, draußen im Park, im Hotelzimmer oder auch im Fitnessstudio – das Training mit dem eigenen Körpergewicht ist immer und überall möglich.

Jede Stadt bietet unzählige Trainingsangebote – vom klassischen Fitnessstudio bis hin zu zahlreichen Vereinen. Dein Körper hat für das Training bereits alles, was du dafür benötigst. Aber kannst du damit ebenso wirkungsvoll oder vielleicht sogar effektiver trainieren als an den Geräten, die der Markt so hergibt? Wenn du nicht gerade Bodybuilding betreiben willst, dann gebe ich dir hierfür ein klares Ja. Turner sind ein Paradebeispiel für die Effizienz , was das Bodyweight-Training anbelangt. Ihr athletisches Körperbild lässt kaum noch Zweifel aufkommen. Denn seit jeher wird in dieser Sportart fast ausschließlich mit dem eigenen Körpergewicht trainiert.

Schlank und stark

Kniebeuge, Liegestütz, Dip, Ausfallschritt sind typische Übungen für das Körpergewichtstraining. Alle Übungen haben gemeinsam, dass sie mehrere große Muskelgruppen zugleich trainieren. Werfen wir doch einmal exemplarisch einen Blick auf den Liegestütz. Damit du die Stützposition gegen die Schwerkraft halten kannst, muss die gesamte Bein-, Gesäß-, Rumpf- und Schultermuskulatur angespannt sein. Mit der Kraft der Brustmuskulatur sowie der Oberarmrückseite drückst du dich dann wieder aus der tiefen Position nach oben. Du siehst, es gibt kaum einen Muskel, der bei dieser Übung nicht beteiligt ist. Das trifft für fast alle Übungen in diesem Buch zu. Viel Muskelaktivierung bedeutet im Umkehrschluss, dass diese Muskeln auch alle im Training mit Energie versorgt werden müssen. Ich bringe es auf den Punkt: Du wirst mit dem Bodyweight-Training viele Kalorien verbrennen!

Funktionell und alltagstauglich

Die Trainierten unter euch wissen bereits, was einen erwartet. Aber selbst wenn du zum ersten Mal nur mit dem eigenen Körpergewicht trainierst, wird dir diese Trainingsform sofort vertraut vorkommen. Denn seit unserer Geburt tragen wir unser Körpergewicht mit uns herum und müssen der Schwerkraft trotzen. Durch das alleinige Training mit dem eigenen Körpergewicht erarbeitest du dir eine übertragbare Kraft. Egal, ob du von einem Stuhl aufstehst, etwas anhebst oder Treppen steigst – all unsere Alltagsbewegungen sind dreidimensional. Aber nicht nur das: Du musst zusätzlich deinen Körper auch in allen Bewegungen selbst stabilisieren. Lass mich das an einem einfachen Beispiel verdeutlichen: Geh einmal bewusst umher. Welche Muskeln sind dabei beteiligt, damit du diese Bewegung ausführen kannst? Du bewegst dich mit der Kraft der Oberschenkelvorder- und -rückseite, der Gesäß- und Wadenmuskulatur fort. Sicherlich kannst du dir aber auch gut vorstellen, wie es wäre, wenn deine Beine durch die Muskulatur der Innen- und Außenseite nicht stabilisiert werden würden. Du würdest das Gleichgewicht verlieren und schlichtweg umkippen. Absolut jede Bewegung funktioniert nur durch ein komplexes und intelligentes Zusammenspiel unserer Muskulatur. Ein Training ist also dann funktionell, wenn es uns in unseren Alltagsbewegungen unterstützt. Um dieser Anforderung gerecht zu werden, muss ein Training dieses muskuläre Zusammenspiel fördern. Wie du bereits weißt, werden beim Bodyweight-Training viele Muskeln gleichzeitig trainiert – der Körper arbeitet somit als eine Einheit. Während die einen Muskeln dynamisch arbeiten, wirken andere stabilisierend. Beim herkömmlichen Krafttraining wird diese Stabilisierungsarbeit oft vom Trainingsgerät übernommen. Welche der beiden Trainingsformen somit als funktionell bezeichnet werden kann, kannst du dir jetzt selbst beantworten.

Trainieren – aber sicher!

Selbstredend birgt jeder Sport ein gewisses Verletzungsrisiko in sich. Ich kann dir aber versichern, dass das Bodyweight-Training zu einer der sichersten Trainingsformen zählt. Der einzige Widerstand, mit dem du arbeitest, ist dein eigenes Körpergewicht. Im Gegensatz zu einem herkömmlichen Training mit Gewichten ist somit das Risiko einer Überlastung deutlich geringer. Fast jede Körpergewichtsübung bietet eine Reihe an Variationsmöglichkeiten, sodass du die Intensität stufenweise an dein Leistungsniveau anpassen kannst.

Training immer und überall

Zugegeben, es ist nicht immer leicht, im stressigen Alltag noch ein Workout unterzubringen. Das Bodyweight-Training ist jedoch wohl das Training, das es dir am leichtesten macht, es in deinen Tagesablauf zu integrieren. Ganz gleich ob zu Hause, draußen oder auf Reisen. Du hast dein Fitnessstudio immer dabei! Kommen wir noch zum Thema Zeit: Je nach Workout musst du lediglich zwischen 15 und 45 Minuten für eine Trainingseinheit einplanen. Ich bin mir sicher, dass es sich lohnt, diese Zeit für dein Ziel zu investieren!

Geld und Fahrt ins Studio gespart

Für Trainingsgeräte kann man ein Vermögen ausgeben. Der eine oder andere fühlt sich jetzt auch wahrscheinlich ertappt. Über die Jahre sammelt sich fast in jedem Haushalt einiges an Trainingsequipment an. Statt dem Käufer zu mehr Fitness zu verhelfen, fristen diese Geräte allzu oft ein eher fragwürdiges Dasein als verstaubtes Dekoutensil in der Wohnung. Das Geld kannst du dir in Zukunft sparen, denn für dein Bodyweight-Training benötigst du nur das, was du immer bei dir hast – deinen eigenen Körper. Auch die lästige Anfahrt zum Fitnessstudio gehört der Vergangenheit an, da du das Training an jedem beliebigen Ort ausführen kannst.

Der Weg zum Trainingserfolg

Warum erreichen so viele Menschen ihr Trainingsziel scheinbar mühelos und andere scheitern immer wieder an ihren selbst gesteckten sportlichen Zielen? Die folgenden Prinzipien sind der Schlüssel für jeden Trainingserfolg.

Trainiere regelmäßig

Steter Tropfen höhlt den Stein. Nicht ohne Grund habe ich dieses Prinzip ganz an den Anfang gestellt. Wie das Wasser den Stein formt, so kann nur ein regelmäßiges Training den Körper formen. Mach das Training zu einem Teil deines Lifestyles. Damit meine ich nicht, dass jeder den Weg eines Leistungssportlers einschlagen soll, vielmehr soll das Training einen angemessenen Platz in deinem Leben einnehmen. Der wöchentliche Zeitbedarf ist geringer, als du wahrscheinlich annehmen wirst, und ich bin davon überzeugt, dass auch du es schaffst, das Training in einen straffen Zeitplan zu integrieren. Wie du bereits weißt, dauert ein einzelnes Workout lediglich zwischen 15 und 45 Minuten. Ich empfehle dir zwei bis drei Trainingseinheiten pro Woche. Du kannst gern dein Bodyweight-Training noch mit einer Ausdauereinheit wie Joggen oder Radfahren ergänzen.

Führe alle Bewegungen korrekt aus

Beim Training solltest du immer auf eine gute Übungsausführung achten. Das ist aus zwei Gründen wichtig: Zum einen wird dein Training schlichtweg effektiver, zum anderen vermeidest du Fehlbelastungen. Da alle Übungen in Kapitel 3 nicht nur mit Illustrationen dargestellt werden, sondern auch der Bewegungsablauf Schritt für Schritt beschrieben wird, bekommst du eine gute Vorstellung von der korrekten Ausführung. Die Bewegungsgeschwindigkeit hat bei der sauberen Übungsausführung einen hohen Stellenwert. Führe daher dynamische Übungen in einem kontrollierten Tempo aus. Schwung solltest du generell vermeiden.

Es kann durchaus hilfreich sein, ab und zu vor einem Spiegel zu trainieren. Auf diese Weise kannst du deine Bewegungsausführung selbst kontrollieren. Alternativ kannst du dir auch ein Feedback von deinem (Trainings-)Partner einholen. Mit der Zeit wirst du ein Gefühl für die korrekte Ausführung entwickeln. Dabei gilt: Höre generell auf dein Körpergefühl. Sollte sich eine Übung nicht gut anfühlen, dann überprüfen nochmals die Bewegungsausführung anhand der Illustrationen und der dazugehörigen Übungsbeschreibung. Sollte dies nicht weiterhelfen, kann eine (einfachere) Alternativübung für dich sinnvoll sein.

Wähle die richtige Trainingsintensität

Für ein effektives Workout ist ein trainingswirksamer Reiz notwendig. Was bedeutet diese sportwissenschaftliche Formulierung jedoch für die Praxis? Die Antwort lautet: Du musst den schmalen Grat zwischen Unter- und Überforderung treffen. Kurzum, die Übungen müssen dich schlichtweg fordern. Ohne Anstrengung wird es auch keinen Trainingsfortschritt geben. Reflektiere nach jedem Workout, ob es dich auch wirklich aus deiner Komfortzone gelockt hat.

Damit du dich jederzeit steigern kannst, habe ich alle Workouts mit einem Schwierigkeitsgrad zwischen 1 und 3 versehen. So kannst du bei jedem Trainingsfortschritt die Intensität deines Workouts stets nach oben anpassen. Das gilt natürlich auch umgekehrt, denn falscher Ehrgeiz ist hier fehl am Platz. Eine zu hohe Intensität ist ebenso wie eine zu geringe Intensität nicht sinnvoll. Wenn du feststellst, dass du Übungen für die angegebene Belastungszeit nicht halten kannst oder es dir nicht möglich ist, die angegebene Wiederholungszahl durchzuführen, dann empfehle ich dir, zunächst ein Workout mit einem geringeren

Schwierigkeitsgrad zu wählen. Du wirst feststellen, dass du so viel schneller Fortschritte erzielst und folglich auch zügig die Intensität steigern kannst. Um die Brücke zum vorherigen Trainingsprinzip zu schlagen, ist es mir ein Anliegen, dass die Qualität der Bewegungsausführung über allem steht. Versuche nicht um jeden Preis, auf Kosten der sauberen Übungsausführung die angegebene Belastungszeit oder Wiederholungszahl zu erreichen. Trotzdem gilt: Beiß dich deinem Leistungsniveau entsprechend durch.

Sorge für Abwechslung

Dieses Buch ist prädestiniert dafür, dir genügend Abwechslung für dein Training zu bieten. 50 Workouts lassen keine Trainingsroutine aufkommen. Unsere Muskulatur benötigt für einen Trainingsfortschritt ständig neue Trainingsreize und somit viel Abwechslung im Training. Unser Körper ist sehr gut darin, sich schnell an Belastungen zu gewöhnen. Diese durchaus sehr positive Eigenschaft macht es uns im Training ab und zu allerdings nicht ganz leicht, uns immer wieder aufs Neue zu fordern. Neue Übungen, eine höhere Intensität, eine andere Wiederholungszahl, kürzere Pausenzeiten, unterschiedliche Satzzahlen und Übungen – um nur ein paar Möglichkeiten zu nennen – sorgen für Variation im Training. Jedes Workout hat seinen eigenen Reiz. Ich bin mir sicher, dass auch du diese Abwechslung dankbar annehmen wirst. Denn nur auf diese Weise beugst du jeder Trainingslangeweile vor.

Vergiss die Regeneration nicht

Wir haben bereits über die richtige Trainingsintensität gesprochen. Jetzt kommen wir zum mindestens ebenso wichtigen Gegenpol: der Regeneration. Egal, ob du hinterher eine kurze Dehneinheit ausführst, dich einfach nur entspannst oder sogar in die Sauna gehst – Training und Regeneration bilden eine untrennbare Einheit. Viel hilft viel beim Training ist an dieser Stelle nicht angebracht. Mit deinem Workout setzt du schließlich einen intensiven Trainingsreiz für deine Muskulatur. Bei der Regeneration finden dann die notwendigen Anpassungsprozesse auf körperlicher Ebene statt. Mit dieser Anpassung erreichst du letztendlich den langfristig angestrebten Trainingserfolg.

Nur gesetzte Ziele können erreicht werden

Du weißt mit Sicherheit, dass jede Veränderung zu Beginn ein Ziel erfordert, das so konkret wie möglich formuliert sein sollte. Vielleicht hast du dein Fitnessziel noch nicht wirklich ausformuliert. Aber irgendetwas treibt dich an, es erreichen zu wollen. Gehe erst einmal in dich! Was sind deine konkreten Ziele in Bezug auf deine Fitness? Möchtest du ein paar Kilo abnehmen? Ist dir dein Bauch nicht straff genug? Fehlen dir Muskeln für schön definierte Oberarme? Willst du einfach wieder in Form kommen? Oder suchst du einen Ausgleich zu deinem Job, bei dem du überwiegend sitzt? Zielsetzungen können sehr unterschiedlich sein. Finde heraus, was dich antreibt. Mein Tipp: Schreib dein Ziel konkret auf, und vor allem, bis wann du es erreichen willst. Notier dir auch, was dich motiviert, dein Vorhaben zu verwirklichen. Kurzum: Weshalb ist dieses Ziel für dich erstrebenswert? Sobald du es aufgeschrieben hast, behalte es immer im Blick. Leg es dir offen auf den Küchentisch, pinn es an die Wand oder steck es in deine Tasche, sodass du es jederzeit zur Hand hast. Mach dir bei kleinen Motivationstiefs immer wieder bewusst, weshalb du angefangen hast zu trainieren. Ich bin mir sicher, dass du mit diesen kleinen Tricks dein Ziel ganz einfach erreichen wirst.

Fokus ist alles

Während des Trainings gibt es nur eins, und zwar das Training an sich! Ich beobachte im Fitnessstudio leider viel zu oft, dass Trainierende während des Workouts alles andere als fokussiert sind. Dabei ist das Smartphone der absolute Fokuskiller. Beim Training hat es für mich nur eine Aufgabe: die Funktion des Timers, um die Belastungszeit bei den Übungen im Blick zu behalten. Bündel deine ganze Konzentration auf das Workout. Nur auf diese Weise kannst du das Maximum aus dir rausholen. Nur so kannst du eine gute Körperwahrnehmung entwickeln, die Grundvoraussetzung für eine korrekte Übungsausführung ist.

Wie die Workouts aufgebaut sind

Auch die beste Trainingsmethode benötigt eine Struktur. Dein Training beginnt grundsätzlich mit einer kurzen Mobilisation als ein Teil des Warm-ups. Der Mobilisation folgen Übungen, die den Kreislauf in Schwung bringen und den Körper auf die kommende Belastung vorbereiten. Im eigentlichen Workout darfst du dann alles geben, denn hier werden die notwendigen Trainingsreize gesetzt. Mit Dehnübungen für mehr Beweglichkeit und eine schnellere Regeneration schließt du dein Workout ab.

Sätze, Wiederholungen und Belastungszeit

Neben der Auswahl der Übungen ist die Intensität deines Trainings von vier Faktoren abhängig. Ganz nebenbei geben diese dem Workout auch seine Struktur. Stell dir jeden dieser Faktoren als eine kleine Stellschraube vor, an der du drehst, um die Intensität zu steigern oder auch zu reduzieren. Lass uns zunächst mit der Wiederholungszahl und der Belastungszeit beginnen. Bei allen Übungen, bei denen es Sinn macht, die Wiederholungen zu zählen, ist beim Trainingsplan eine Wiederholungszahl angegeben. Werden Körperseiten oder -teile, beispielsweise Arme und Beine, separat voneinander trainiert, gilt die Wiederholungszahl nur für eine Seite. Du führst beispielsweise den seitlichen Ausfallschritt zunächst 15-mal zur rechten Seite aus und wiederholst ihn mit der gleichen Wiederholungszahl zur linken Seite.

Bei manchen Übungen – vor allem bei den Ausdauerübungen oder bei statischen Haltepositionen wie dem Unterarm- oder Seitstütz – ist es sinnvoller, sich statt an der Wiederholungszahl an der Belastungszeit zu orientieren. Diese ist bei den einzelnen Workouts zu den entsprechenden Übungen in der Tabelle angegeben. Auch bei der Belastungszeit gilt die Angabe je Körperseite.

Des Weiteren findest du in der Tabelle bei den Workouts nach jeder Übung beziehungsweise nach der Ausführung für eine Körperseite die Angabe einer Pausenzeit. Eine kurze Erholung ist erlaubt. Führst du beispielsweise eine Kniebeuge mit der angegebenen Wiederholungszahl aus, legst du anschließend die angegebene Pause ein und gehst dann zur nächsten Übung, etwa dem Liegestütz, über.

Womit wir direkt zur Übungsabfolge kommen. Es gibt verschiedene Möglichkeiten, Übungen aneinanderzureihen. Als Trainingsmethode habe ich mich für das Zirkelprinzip entschieden. In diesem Fall führst du jede Übung nach der angegebenen Reihenfolge zunächst einmal aus. Wenn du bei der letzten Übung angekommen bist, hast du einen (Trainings-)Satz absolviert. Dann beginnst du wieder mit der ersten Übung des Workouts. Auch die Satzzahl ist bei jedem Workout angegeben.

Zusätzliche Hilfsmittel

Ein Bodyweight-Training erfordert selbstverständlich keine Trainingsgeräte. Bei wenigen Übungen greifen wir lediglich auf Hilfsmittel zurück. Ich versichere dir, dass sich diese definitiv schon in deinem Haushalt befinden. So nutzen wir beispielsweise zum Ausführen der Dips einen Stuhl oder einen ähnlich hohen, standsicheren Gegenstand, etwa eine niedrige Tischkante. Auch wenn du draußen trainierst, musst du nicht auf diese Übung verzichten. Parkbänke bieten beispielsweise wunderbare Trainingsmöglichkeiten. Für manche Übungen benötigst du als Hilfsmittel ein Handtuch. Auf einem glatten Boden, wie Parkett oder Fliesen, sind so fließende Bewegungen möglich. Das ist beim gleitenden Ausfallschritt und beim Bergsteiger möglich. Für alle anderen Übungen würde ich dir für etwas mehr Komfort beim Training eine Gymnastikmatte empfehlen. Für das Stoppen der Belastungszeit benötigst du eine Uhr mit Stoppfunktion. Mittlerweile gibt es aber auch für Smartphones unterschiedliche Apps, die gut als Timer eingesetzt werden können.

Warm-up

Beim Bodyweight-Training setzen wir naturgemäß keine zusätzlichen Gewichte ein. Dies reduziert im Training zwar die Verletzungsgefahr, heißt im Umkehrschluss jedoch nicht, dass auf ein Warm-up verzichtet werden kann. Auch das Training mit dem eigenen Körpergewicht kann und wird intensiv sein. Damit auch du im eigentlichen Training alles aus dir herausholen kannst und dies vor allem verletzungsfrei abläuft, ist es unerlässlich, dass du deinen Körper auf die Trainingsbelastung einstellst. Mobilisiere Muskulatur, Gelenke, Sehnen und Bänder vor dem Training. Das sind nur wenige Minuten, in denen du dich und deinen Körper auf das Training einstimmst. Vielleicht hast du sogar einen Crosstrainer, ein Ergometer oder ein Laufband zu Hause. Alles gute Möglichkeiten, in 5 bis 10 Minuten den Kreislauf in Schwung zu bringen. Ein sinnvolles Warm-up ist selbstverständlich auch ohne Geräte möglich. Deshalb findest du in diesem Buch eine Kategorie mit Übungen, die speziell auf die Ausdauer abzielen. Diese Übungen sind Bestandteil der einzelnen Workouts. Alle Ausdauerübungen der ersten Intensitätsstufe eignen sich jedoch auch hervorragend für das Warm-up ohne Geräte. Zusätzlich habe ich dir noch sechs Übungen zusammengestellt, mit denen du die wichtigsten Gelenke für das darauffolgende Training mobilisieren kannst. Führe jede Übung etwa 30 Sekunden aus. Ich empfehle dir, jedes Workout mit diesen Mobilisationsübungen zu beginnen. Aber egal, mit welcher Art du dich aufwärmst: Nimm dir die paar Minuten Zeit, um von der vollen Effektivität des Trainings zu profitieren.

6 einfache Mobilisationsübungen

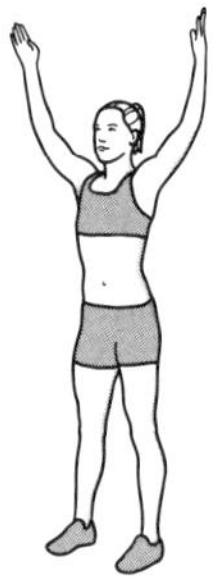

Armkreisen

Einen aufrechten, hüftbreiten Stand einnehmen. Die Arme in einem großen Bogen von vorn nach hinten kreisen.

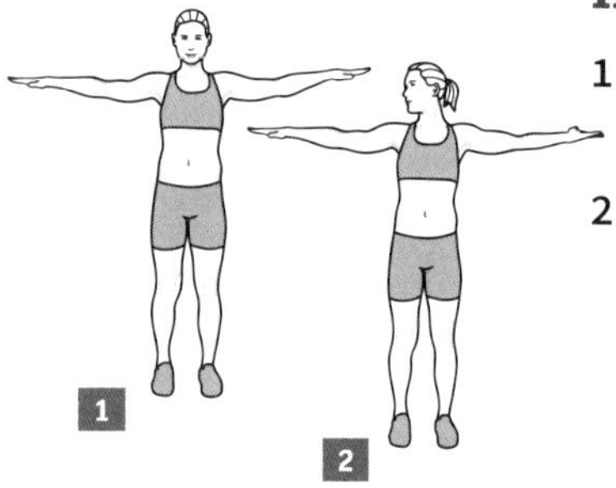

Halswirbelsäulen-Schulter-Mobilisation

1. Einen aufrechten, hüftbreiten Stand einnehmen. Die Arme zur Seite strecken und in der Waagrechten halten.
2. Im Wechsel die Handflächen gegengleich nach oben und nach unten drehen. Den Kopf jeweils zu derjenigen Seite drehen, bei der die Handfläche nach unten zeigt.

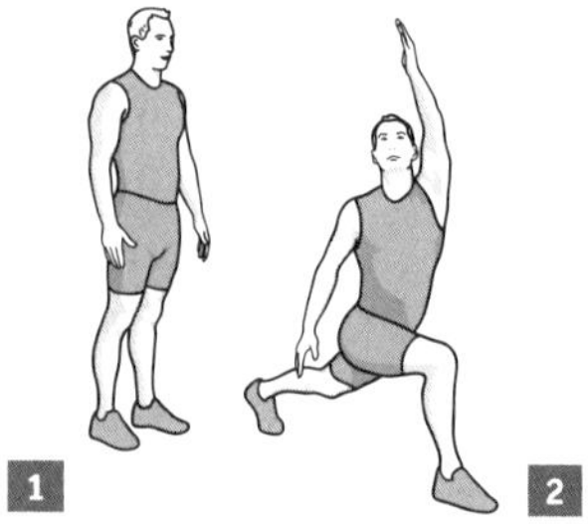

Ausfallschritt mit Seitneige

1. Einen aufrechten, hüftbreiten Stand einnehmen. Die Füße sind parallel.
2. Aus dem stabilen Stand einen tiefen Ausfallschritt ausführen. Das hintere Bein ist gestreckt, das vordere gebeugt. Den zum gebeugten Bein gegenüberliegenden Arm nach oben strecken und den Oberkörper zum aufgestellten Bein neigen. Im Wechsel einen Ausfallschritt mit dem rechten und dem linken Fuß nach vorn ausführen.

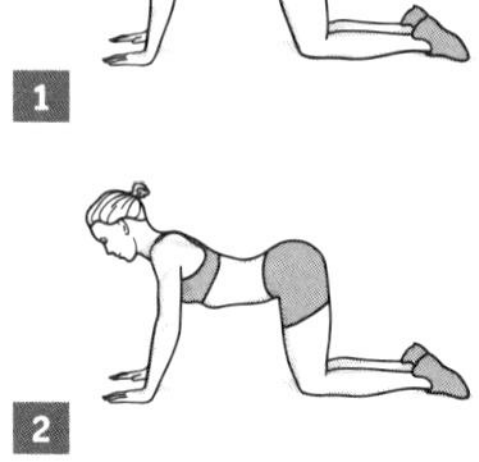

Wirbelsäulenmobilisation im Vierfüßlerstand

1. Einen Vierfüßlerstand einnehmen. Die Hände befinden sich unter den Schultern, die Knie unter den Hüften. Die Füße sind gestreckt. Nun das Kinn Richtung Brust ziehen und das Becken nach hinten oben schieben, sodass der Rücken rund wird. Dabei den Bauchnabel Richtung Wirbelsäule ziehen. Mit den Händen aktiv vom Boden abdrücken.
2. Anschließend die Wirbelsäule wieder strecken, den Bauch nach unten sinken lassen, dabei das Becken nach vorn kippen und das Gesäß nach oben schieben. In dieser Bewegung das Brustbein nach vorn oben schieben und den Kopf anheben. In einem fließenden, langsamen Wechsel die Beugung und Streckung der Wirbelsäule ausführen.

Brustwirbelsäulen-Schulter-Mobilisation

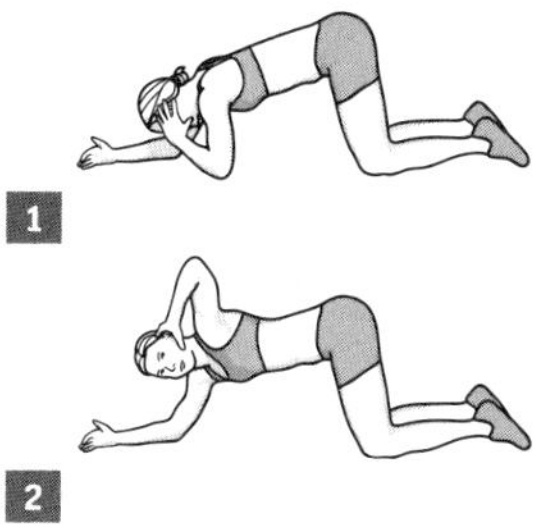

1. Einen Vierfüßlerstand einnehmen, dann die Unterarme ablegen. Die Ellbogen befinden sich direkt unter den Schultern, die Hüften sind etwas vor den Knien. Die Fingerspitzen einer Hand an die Kopfseite legen. Der Ellbogen ist vom Boden gelöst.
2. In einer fließenden Bewegung zur Seite aufdrehen und wieder schließen. Der Blick wandert dabei mit dem Ellbogen mit.

Hüftmobilisation

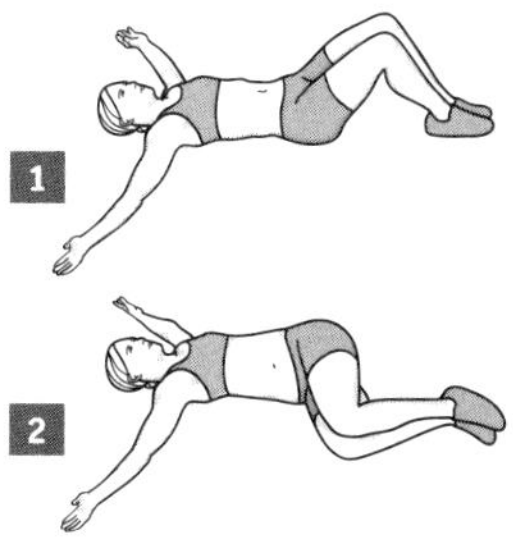

1. Eine Rückenlage einnehmen. Die Füße schließen und aufstellen. Die Knie befinden sich etwa im rechten Winkel. Die Arme zur Seite ausstrecken, die Handflächen zeigen nach oben.
2. In einer fließenden und langsamen Bewegung die Beine im Wechsel zur rechten und zur linken Seite ablegen.

Dehnen zur besseren Regeneration

Nach einem anstrengenden Workout hat dein Körper eine Pause verdient. Er soll sich regenerieren, damit er bei der nächsten Trainingseinheit wieder ebenso leistungsfähig sein kann. Mit den sechs Dehnübungen, die ich dir hier biete, leitest du die Regeneration ein und lässt das Training ausklingen. Die Dehnübungen helfen aber auch deinem vegetativen Nervensystem, sich allmählich wieder zu beruhigen – Herzschlag und Atmung normalisieren sich, der Blutdruck sinkt. Das Dehnen hat aber noch mehr Vorteile: Es löst ganz nebenbei Verspannungen und steigert zusätzlich deine Beweglichkeit. Und solltest du mal keine Zeit für das abschließende Dehnen übrig haben, ist das kein Beinbruch. Deine Trainingsfortschritte erzielst du schließlich mit den Kraft- und Ausdauerübungen.

Schulter-Nacken-Dehnung

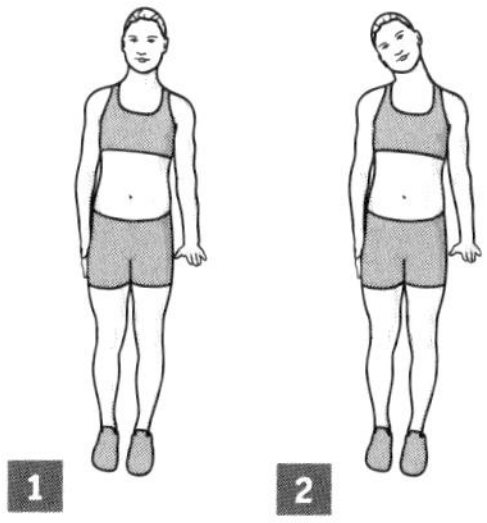

1. Einen aufrechten Stand einnehmen. Die Arme befinden sich seitlich neben dem Körper.
2. Den Kopf zu einer Seite neigen und die Handfläche der gegenüberliegenden Seite sanft nach unten Richtung Boden schieben. Die Position für 30 Sekunden halten, dann die Seite wechseln.

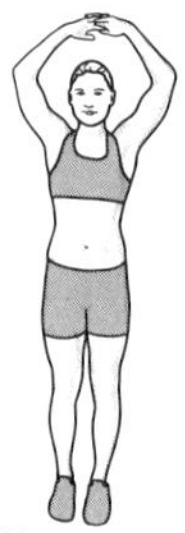

1

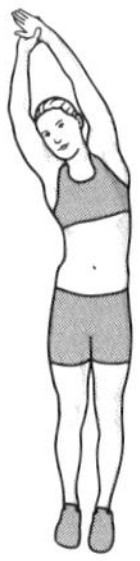

2

Seitliche Rumpfdehnung

1. Einen aufrechten Stand einnehmen. Die Arme nach oben strecken.
2. Eine Hand greift das Handgelenk der anderen Hand. Den Oberkörper auf die Seite der greifenden Hand neigen. Das Becken bleibt in seiner Position. Die greifende Hand verleiht der gegenüberliegenden Körperseite durch einen leichten Zug zur Seite und nach oben etwas mehr Länge. Die Position für 30 Sekunden halten, dann die Seite wechseln.

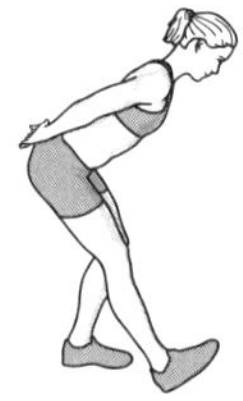

Dehnung von Oberschenkelrückseite und Wade

Aus dem Stand eine Ferse so weit vorn aufstellen, dass die Oberschenkel noch parallel sind. Das vordere Bein ist gestreckt, das hintere leicht gebeugt. Beide Hände auf dem unteren Rücken ablegen und den gestreckten Oberkörper so weit nach vorn neigen, bis eine Dehnung in Oberschenkelrückseite und Wade des gestreckten Beins zu spüren ist. Die Position für 30 Sekunden halten, dann die Seite wechseln.

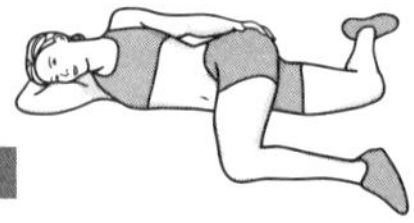

1

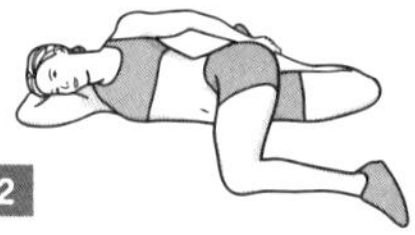

2

Dehnung von Hüftbeuger und Oberschenkelvorderseite

1. Eine Seitenlage einnehmen und den Kopf auf dem unteren Arm ablegen. Das obere Bein rechtwinklig gebeugt nach vorn ablegen. Hüft- und Kniegelenk bilden etwa einen 90-Grad-Winkel. Das untere Bein ist ebenfalls rechtwinklig gebeugt. Die Hüfte ist jedoch gestreckt, sodass sich der Oberschenkel in Verlängerung des Rumpfes befindet.
2. Mit der freien Hand nun das Sprunggelenk des unteren Beins greifen. Den Fuß so weit Richtung Gesäß führen, bis eine Dehnung in der Oberschenkelvorderseite wahrnehmbar ist. Die Position für 30 Sekunden halten, dann die Seite wechseln.

Brust-Gesäß-Dehnung

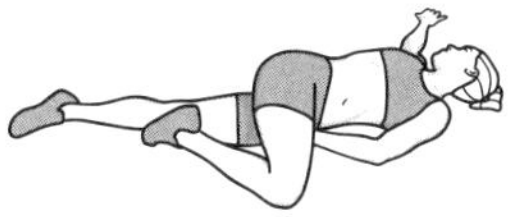

Eine Rückenlage einnehmen und einen Fuß so aufstellen, dass sich das Knie etwa im rechten Winkel befindet. Den Arm der gleichen Seite zur Seite strecken. Die Handfläche zeigt dabei nach oben. Nun mit der anderen Hand an die Knieaußenseite des aufgestellten Beins fassen und das Bein auf die gegenüberliegende Seite ziehen, wenn möglich, das Knie ablegen. Den Blick zum ausgestreckten Arm richten. Die Position für 30 Sekunden halten, dann die Seite wechseln.

Rückendehnung

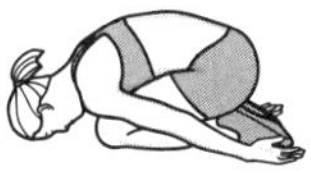

Einen Fersensitz einnehmen. Die Füße sind gestreckt, das Gesäß ruht auf den Fersen, die Stirn ist auf dem Boden abgelegt. Die Arme seitlich neben dem Körper mit den Handflächen nach oben ablegen. Die Position für 30 Sekunden oder solange es guttut halten und dabei den Rücken entspannen.

Die Workouts

2

1 Ganzkörpertraining 1 für Einsteiger

Benötigte Hilfsmittel: keine
Trainingsdauer: 20 Min.

1 2 3

	Übungen	Wiederholungen/ Belastungszeit	Belastungspause in Sek.	Sätze	Intensität	Seite
1	Kniebeuge	15 Wdh.	20	3	1	134
2	Zweipunktvierfüßler	30 Sek.	20	3	1	126
3	Seitstütz mit abgelegten Knien	30 Sek.	20	3	1	129
4	Armheben aus der Bauchlage	15 Wdh.	20	3	1	124
5	Ausfallschritt	15 Wdh.	20	3	1	136
6	Liegestütz mit abgelegten Knien	15 Wdh.	20	3	1	122

20 Sekunden Pause zwischen jeder Übung
3 Sätze pro Übung

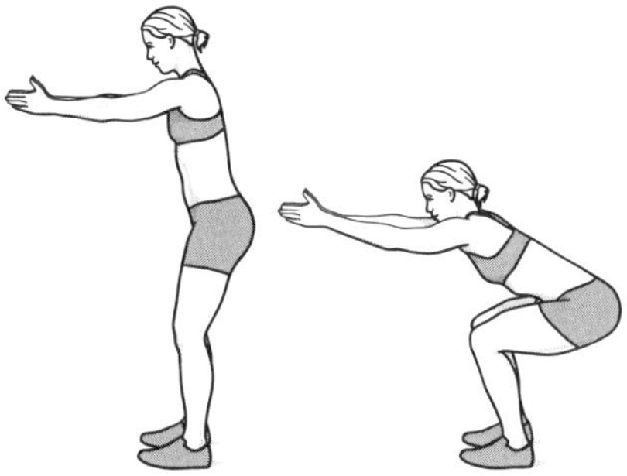

1 Kniebeuge, 15 Wdh.

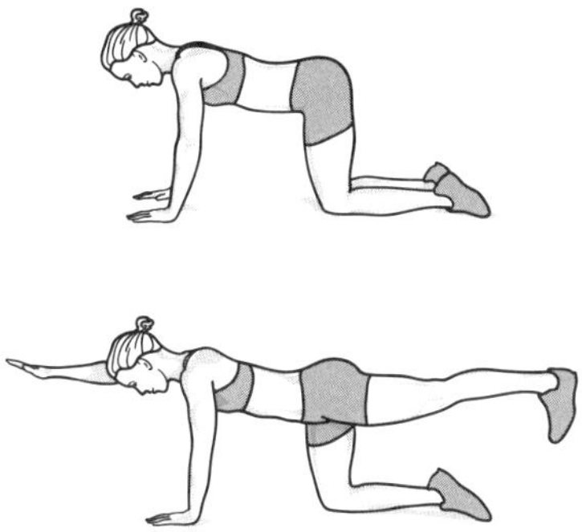

2 Zweipunktvierfüßler, 30 Sek.

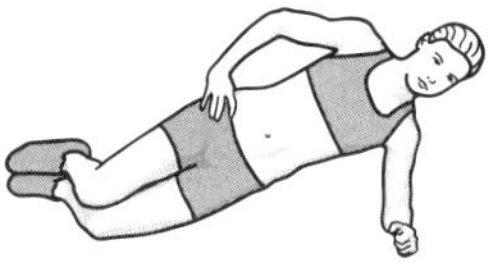

3 Seitstütz mit abgelegten Knien, 30 Sek.

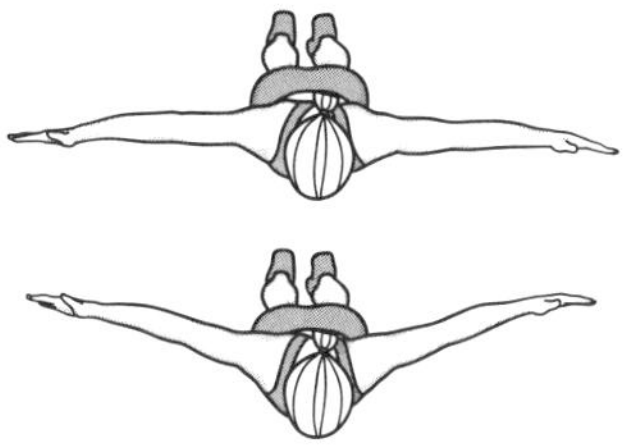

4 Armheben aus der Bauchlage, 15 Wdh.

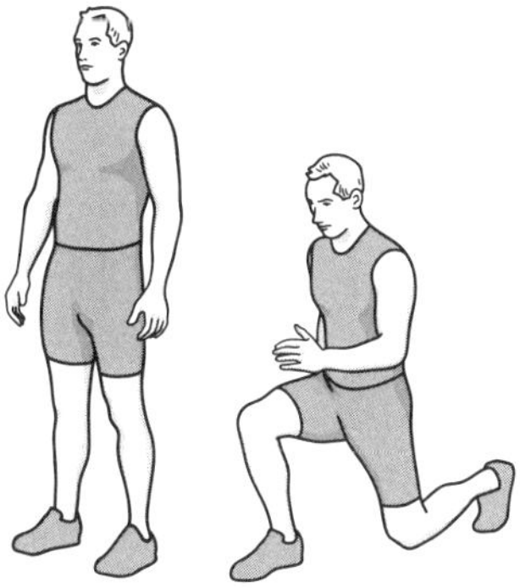

5 Ausfallschritt, 15 Wdh.

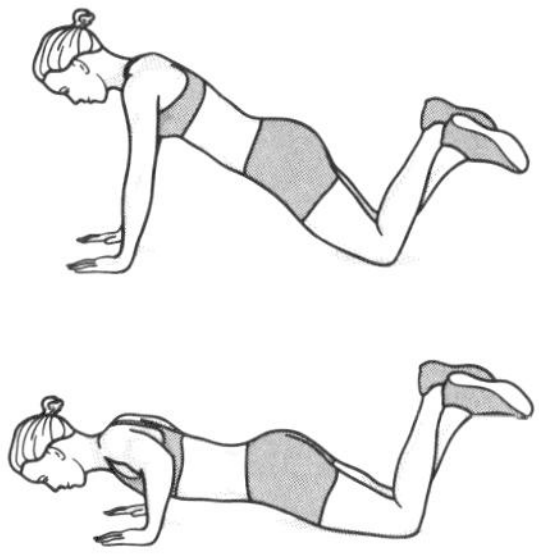

6 Liegestütz mit abgelegten Knien, 15 Wdh.

2 Ganzkörpertraining 2 für Einsteiger

Benötigte Hilfsmittel: Handtuch, Stuhl oder stabile Kiste
Trainingsdauer: 20 Min.

1 2 3

	Übungen	Wiederholungen/ Belastungszeit	Belastungspause in Sek.	Sätze	Intensität	Seite
1	Gleitender Ausfallschritt	15 Wdh.	20	3	2	136
2	Vierfüßlerstand mit angehobenen Knien	30 Sek.	20	3	1	126
3	Dip	15 Wdh.	20	3	1	123
4	Gleitender Beincurl	15 Wdh.	20	3	1	138
5	Liegende Rumpfrotation mit angewinkelten Beinen	30 Sek.	20	3	1	133
6	Armschere in der Kniebeugenposition	30 Sek.	20	3	1	123

20 Sekunden Pause zwischen jeder Übung
3 Sätze pro Übung

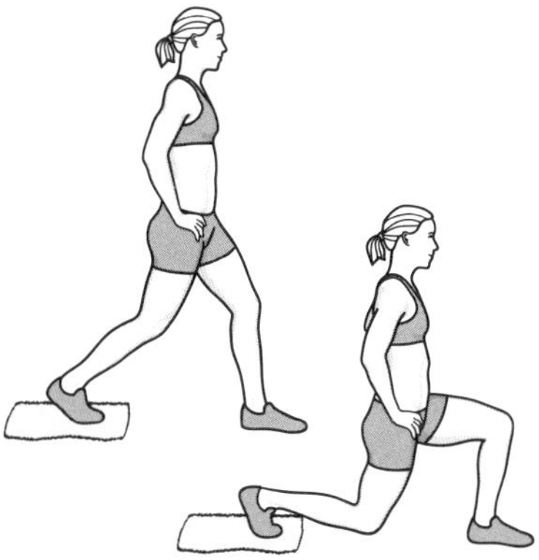

1 Gleitender Ausfallschritt, 15 Wdh.

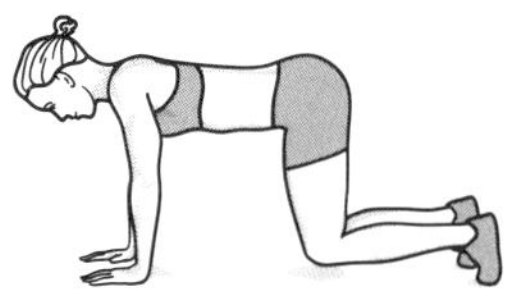

2 Vierfüßlerstand mit angehobenen Knien, 30 Sek.

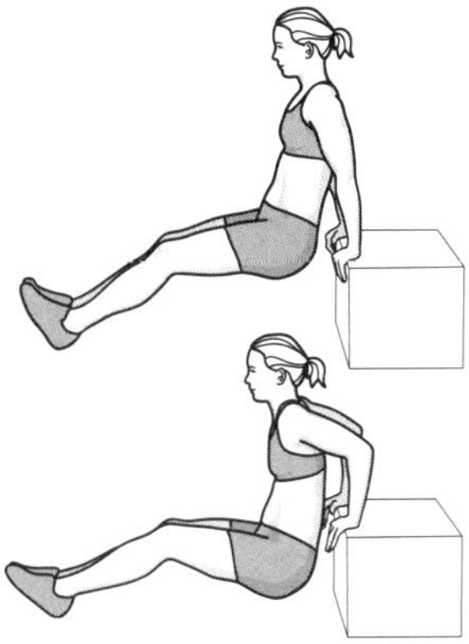

3 Dip, 15 Wdh.

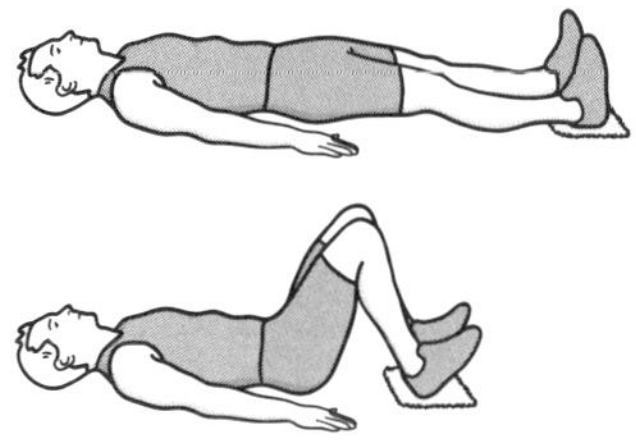

4 Gleitender Beincurl, 15 Wdh.

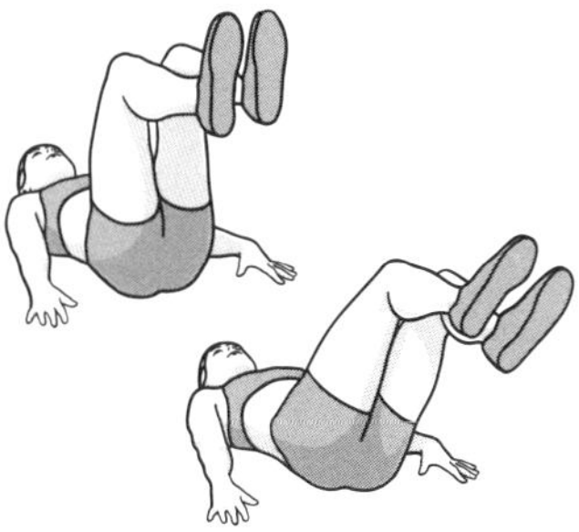

5 Liegende Rumpfrotation mit angewinkelten Beinen, 30 Sek.

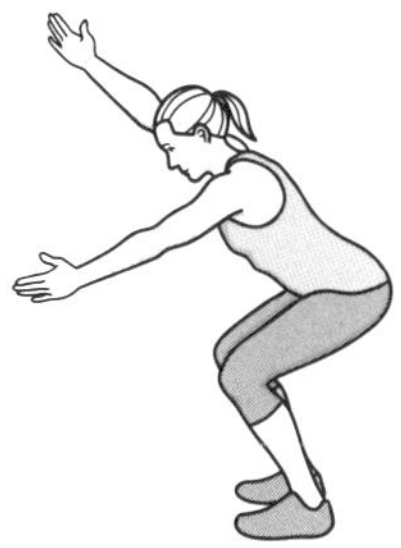

6 Armschere in der Kniebeugenposition, 30 Sek.

3 Ganzkörpertraining 3 für Einsteiger

Benötigte Hilfsmittel: keine
Trainingsdauer: 20 Min.

1 2 3

	Übungen	Wiederholungen/ Belastungszeit	Belastungspause in Sek.	Sätze	Intensität	Seite
1	Hampelmann	30 Sek.	20	3	1	120
2	Frontstütz mit Armheben	30 Sek.	20	3	1	127
3	Beckenheben	15 Wdh.	20	3	1	138
4	Seitstütz mit abgelegten Knien	30 Sek.	20	3	1	129
5	Sprinten auf der Stelle	30 Sek.	20	3	1	120
6	Crunch	15 Wdh.	20	3	1	131

20 Sekunden Pause zwischen jeder Übung
3 Sätze pro Übung

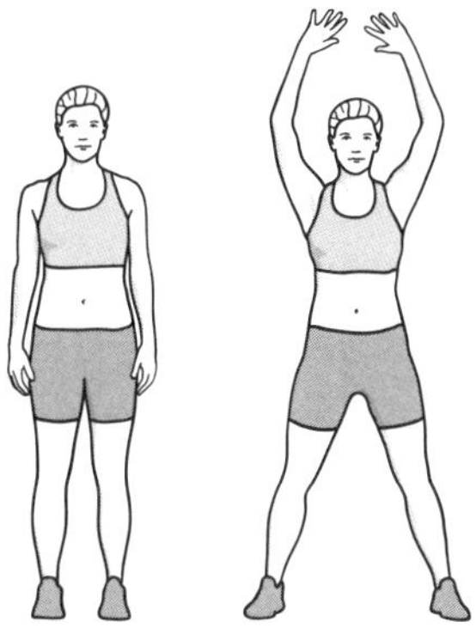

1 Hampelmann, 30 Sek.

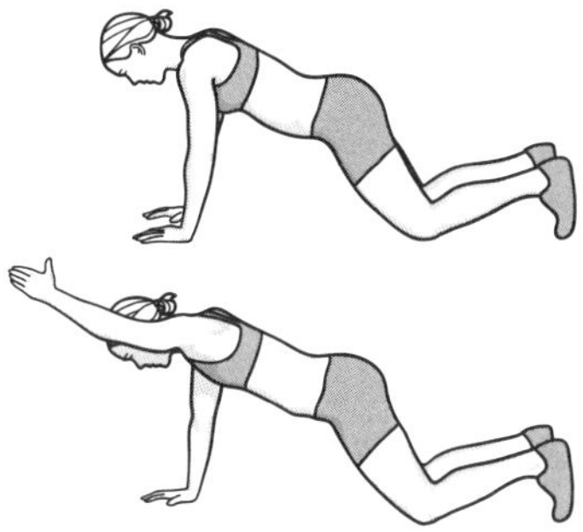

2 Frontstütz mit Armheben, 30 Sek.

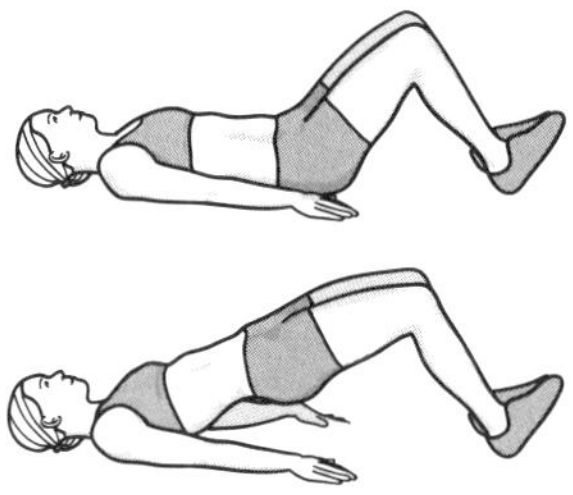

3 Beckenheben, 15 Wdh.

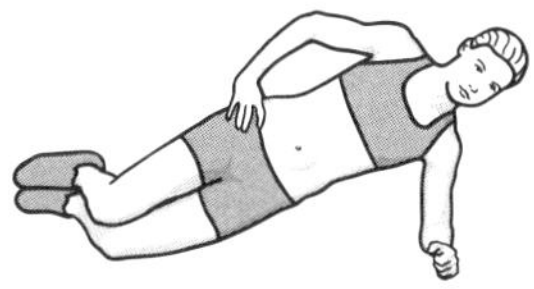

4 Seitstütz mit abgelegten Knien, 30 Sek.

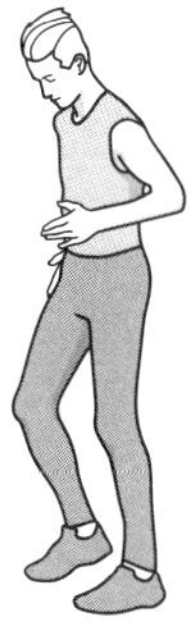

5 Sprinten auf der Stelle, 30 Sek.

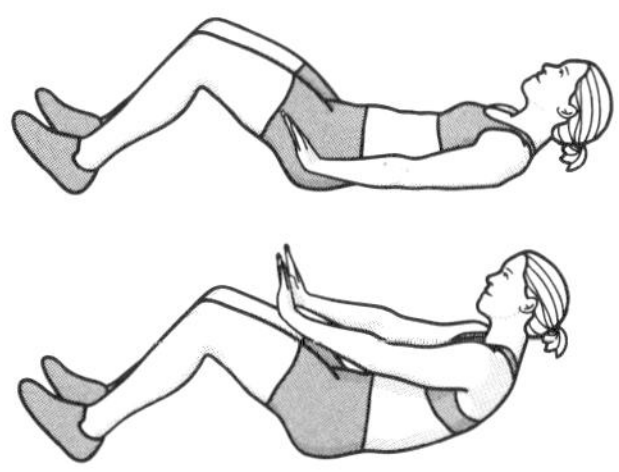

6 Crunch, 15 Wdh.

4 Ganzkörpertraining 4 für Einsteiger

Benötigtes Hilfsmittel: Handtuch
Trainingsdauer: 20 Min.

1 2 3

	Übungen	Wiederholungen/ Belastungszeit	Belastungspause in Sek.	Sätze	Intensität	Seite
1	Scherensprung	30 Sek.	20	3	1	122
2	Wechselndes Beinstrecken in Rückenlage	30 Sek.	20	3	1	130
3	Handtuchziehen über Kopf	30 Sek.	20	3	1	124
4	Crunch aus dem Vierfüßlerstand	15 Wdh.	20	3	1	126
5	Hohe Wechselsprünge auf der Stelle	30 Sek.	20	3	1	121
6	Diagonaler Crunch	15 Wdh.	20	3	1	132

20 Sekunden Pause zwischen jeder Übung
3 Sätze pro Übung

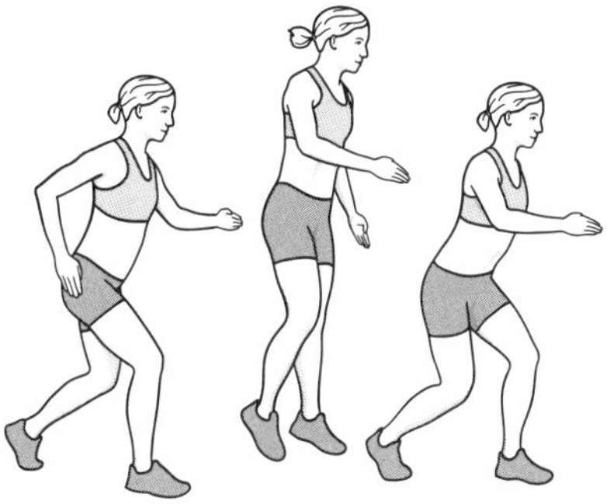

1 Scherensprung, 30 Sek.

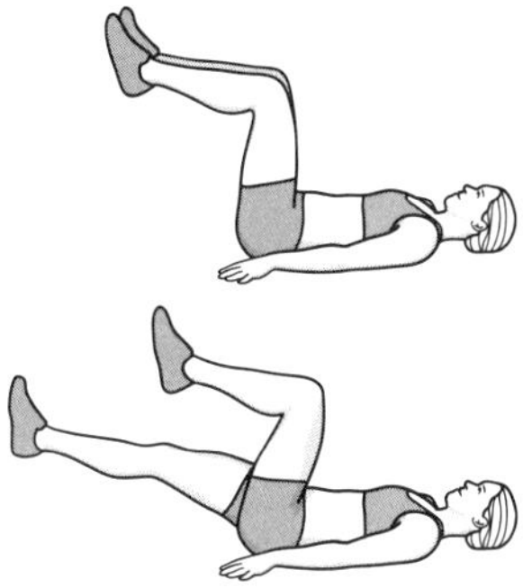

2 Wechselndes Beinstrecken in Rückenlage, 30 Sek.

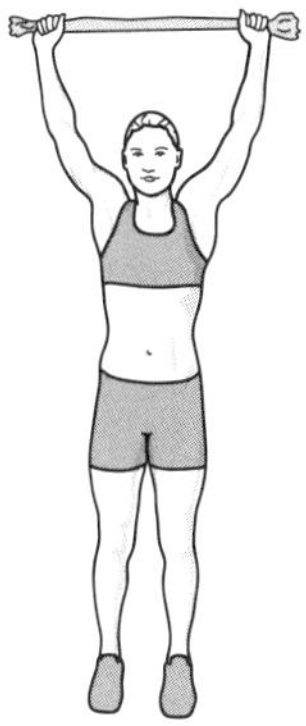

3 Handtuchziehen über Kopf, 30 Sek.

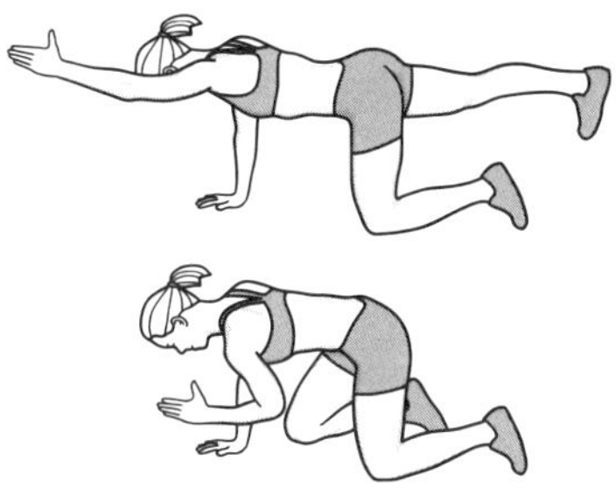

4 Crunch aus dem Vierfüßlerstand, 15 Wdh.

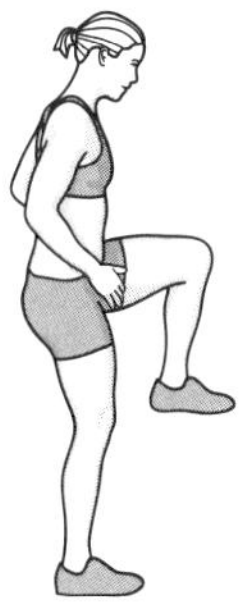

5 Hohe Wechselsprünge auf der Stelle, 30 Sek.

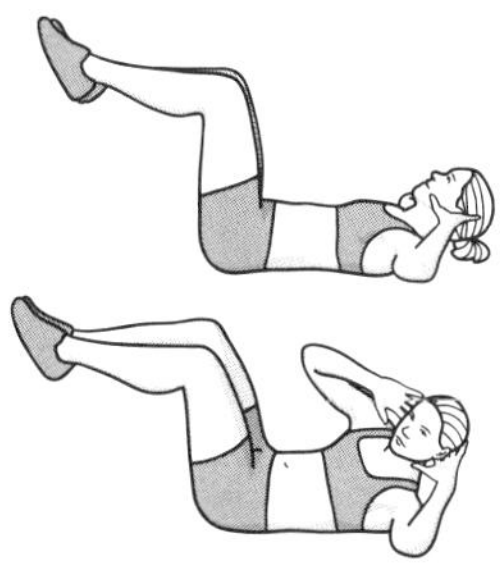

6 Diagonaler Crunch, 15 Wdh.

5 Ganzkörpertraining 5 für Einsteiger

Benötigte Hilfsmittel: Handtuch, Box oder stabile Kiste
Trainingsdauer: 15 Min.

1 2 3

	Übungen	Wiederholungen/ Belastungszeit	Belastungspause in Sek.	Sätze	Intensität	Seite
1	Kniebeuge	15 Wdh.	20	3	1	134
2	Gleitender Bergsteiger	30 Sek.	20	3	1	128
3	Liegende Rumpfrotation mit angewinkelten Beinen	30 Sek.	20	3	1	133
4	Erhöhtes Beckenheben	15 Wdh.	20	3	1	138
5	Paddeln in Bauchlage	30 Sek.	20	3	1	128
6	Liegestütz mit abgelegten Knien	15 Wdh.	20	3	1	122

20 Sekunden Pause zwischen jeder Übung
3 Sätze pro Übung

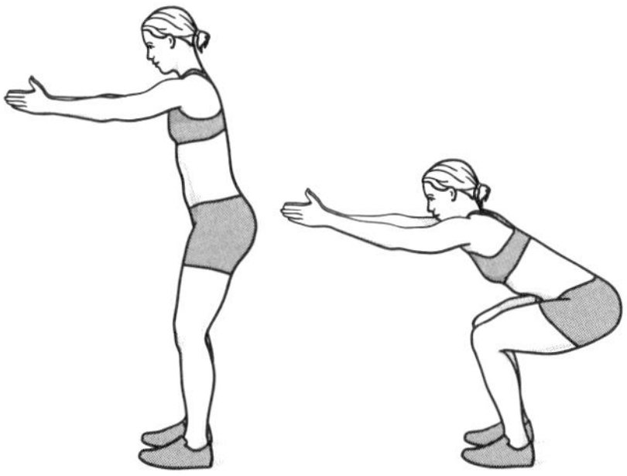

1 Kniebeuge, 15 Wdh.

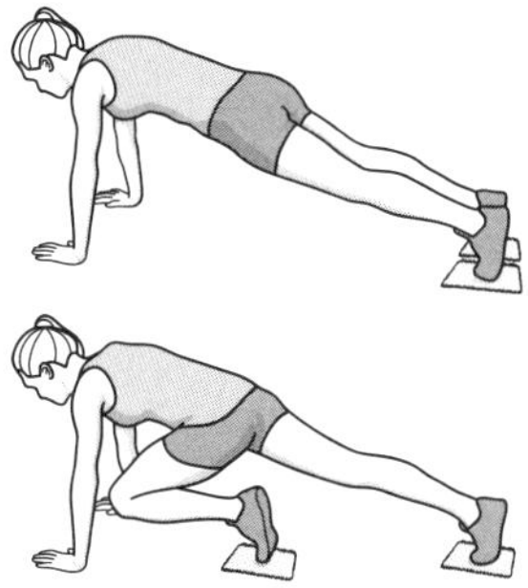

2 Gleitender Bergsteiger, 30 Sek.

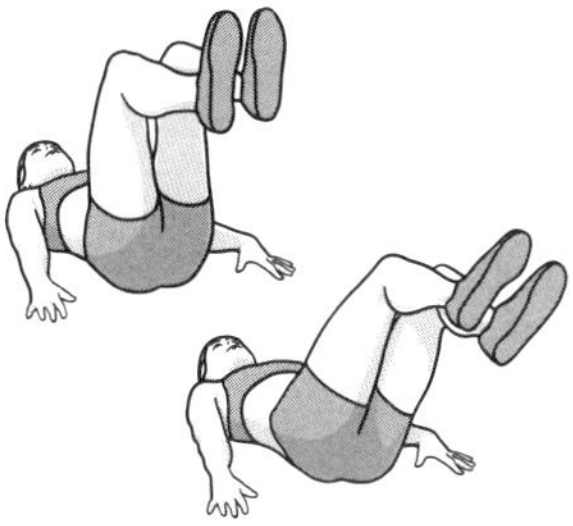

3 Liegende Rumpfrotation mit angewinkelten Beinen, 30 Sek.

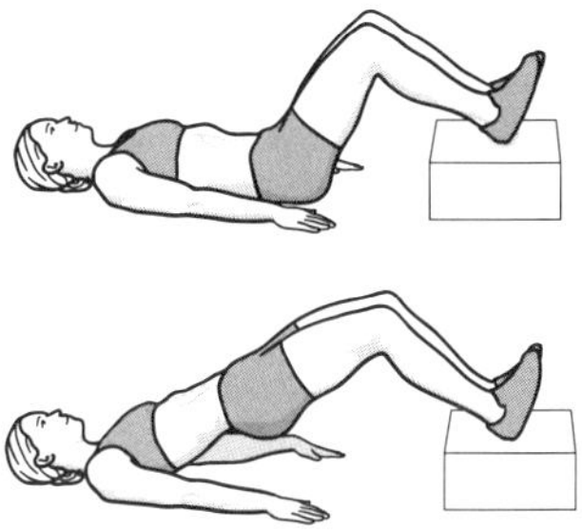

4 Erhöhtes Beckenheben, 15 Wdh.

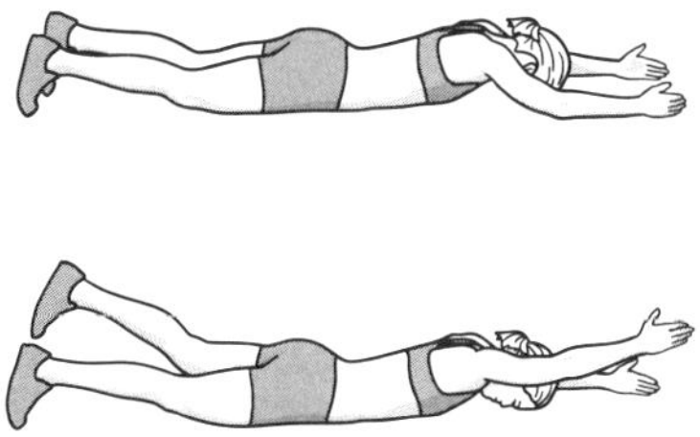

5 Paddeln in Bauchlage, 30 Sek.

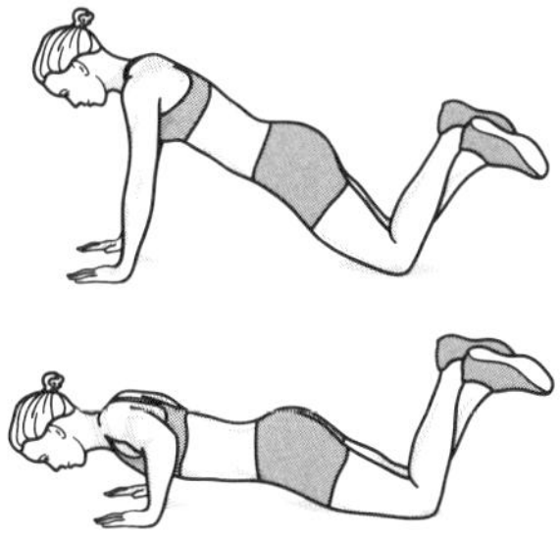

6 Liegestütz mit abgelegten Knien, 15 Wdh.

6 Ganzkörpertraining 6 für Einsteiger

Benötigtes Hilfsmittel: Stuhl oder stabile Kiste
Trainingsdauer: 20 Min.

1 2 3

	Übungen	Wiederholungen/ Belastungszeit	Belastungspause in Sek.	Sätze	Intensität	Seite
1	Hohe Wechselsprünge mit Überkreuzen	30 Sek.	20	3	1	121
2	Crunch	15 Wdh.	20	3	1	131
3	Armheben aus der Bauchlage	15 Wdh.	20	3	1	124
4	Wandsitzen	30 Sek.	20	3	1	134
5	Seitstütz mit abgelegten Knien	30 Sek.	20	3	1	129
6	Dip	15 Wdh.	20	3	1	123
7	Vierfüßlerstand mit angehobenen Knien	30 Sek.	20	3	1	126
8	Ausfallschritt	15 Wdh.	20	3	1	136

20 Sekunden Pause zwischen jeder Übung
3 Sätze pro Übung

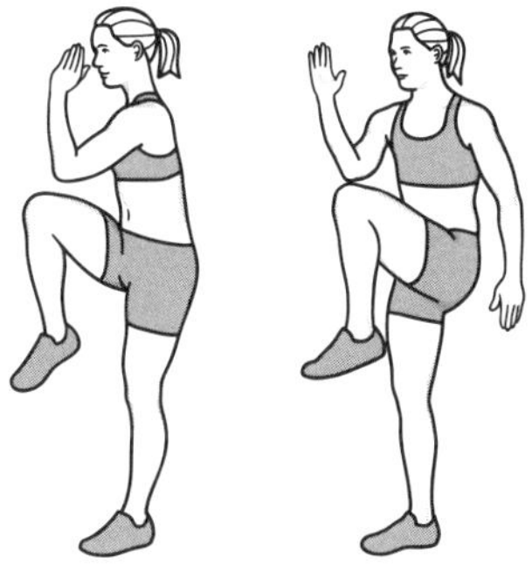

1 Hohe Wechselsprünge mit Überkreuzen, 30 Sek.

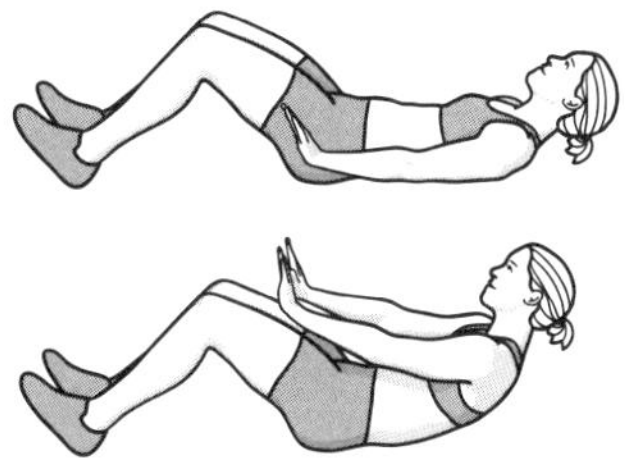

2 Crunch, 15 Wdh.

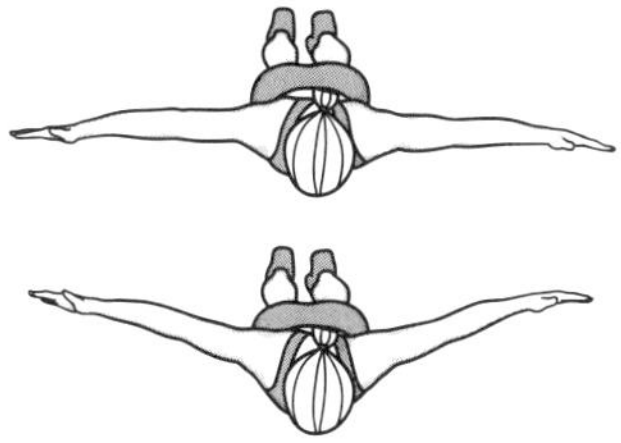

3 Armheben aus der Bauchlage, 15 Wdh.

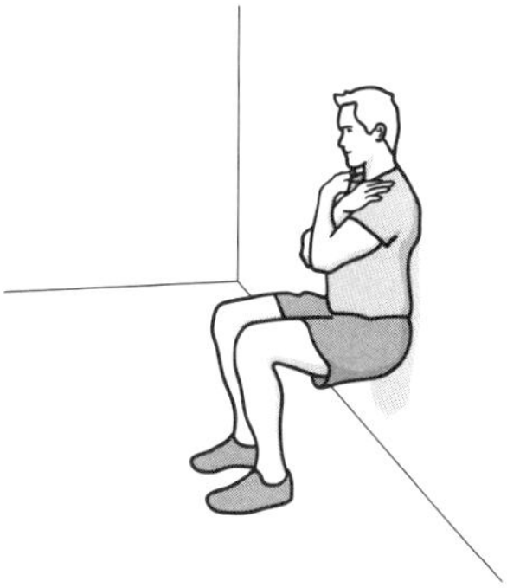

4 Wandsitzen, 30 Sek.

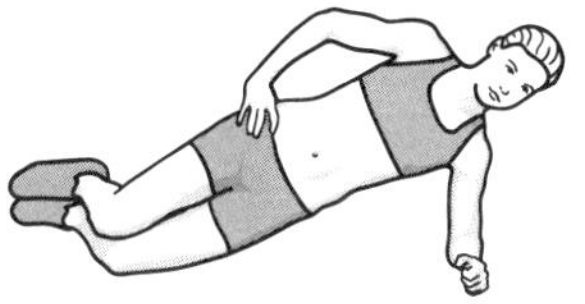

5 Seitstütz mit abgelegten Knien, 30 Sek.

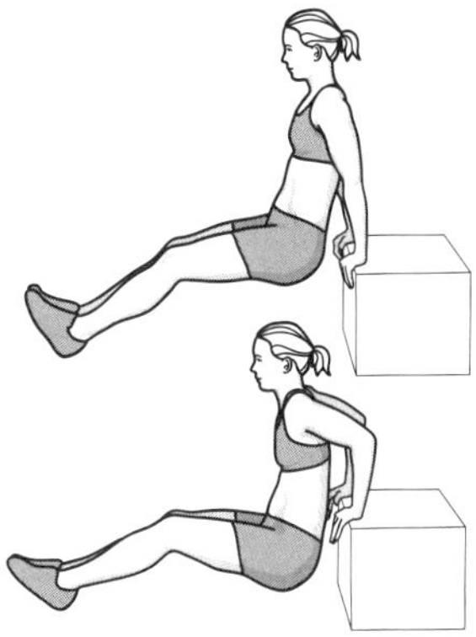

6 Dip, 15 Wdh.

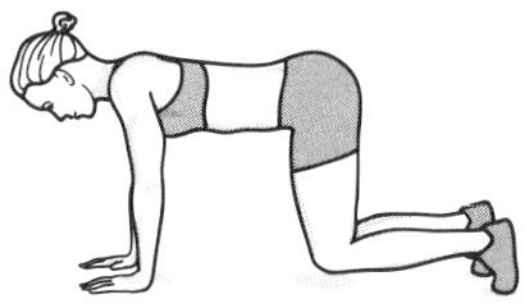

7 Vierfüßlerstand mit angehobenen Knien, 30 Sek.

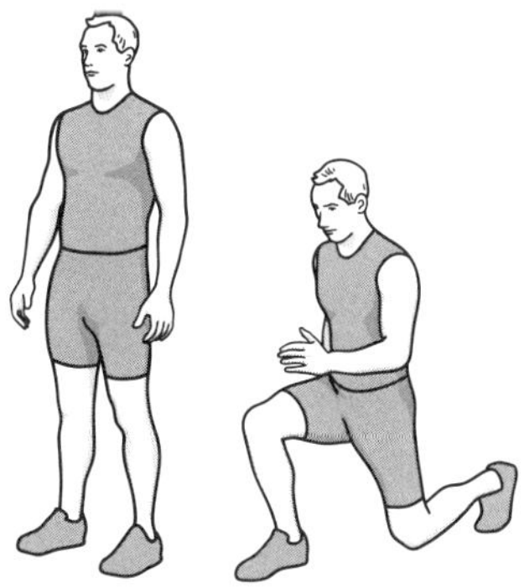

8 Ausfallschritt, 15 Wdh.

7 Ganzkörpertraining 7 für Einsteiger

Benötigte Hilfsmittel: keine
Trainingsdauer: 30 Min.

1 2 3

	Übungen	Wiederholungen/ Belastungszeit	Belastungspause in Sek.	Sätze	Intensität	Seite
1	Seitlicher Ausfallschritt	15 Wdh.	20	3	1	137
2	Umgekehrter Stütz mit Beinanheben	30 Sek.	20	3	1	134
3	Seitstütz mit abgelegten Knien	30 Sek.	20	3	1	129
4	Einbeiniges Beckenheben	15 Wdh.	20	3	1	138
5	Crunch aus dem Vierfüßlerstand	15 Wdh.	20	3	1	126
6	Good Morning	15 Wdh.	20	3	1	135
7	Liegestütz mit abgelegten Knien	15 Wdh.	20	3	1	122
8	Armschere in der Kniebeugenposition	30 Sek.	20	3	1	123

20 Sekunden Pause zwischen jeder Übung
3 Sätze pro Übung

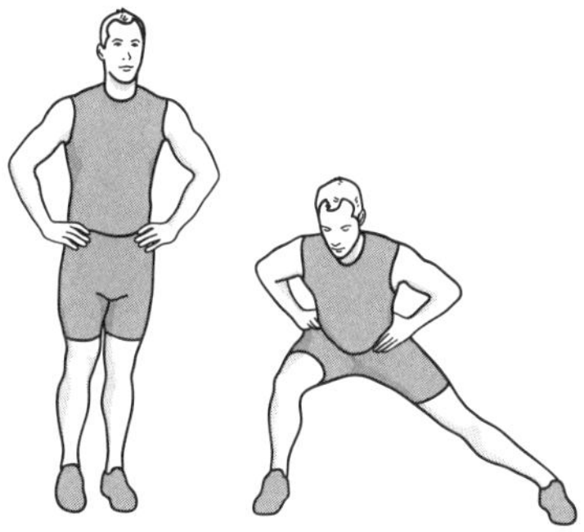

1 Seitlicher Ausfallschritt, 15 Wdh.

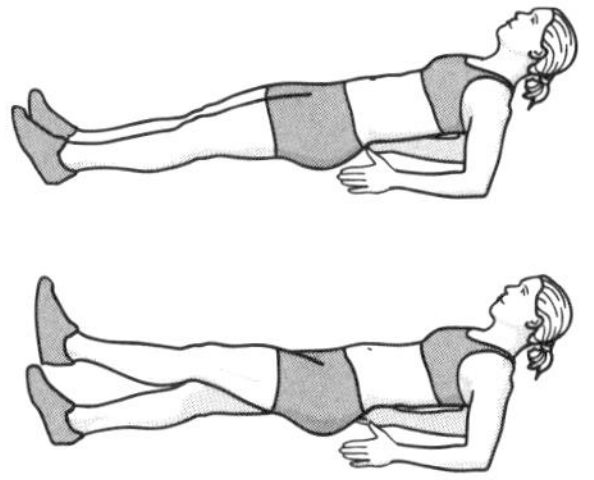

2 Umgekehrter Stütz mit Beinanheben, 30 Sek.

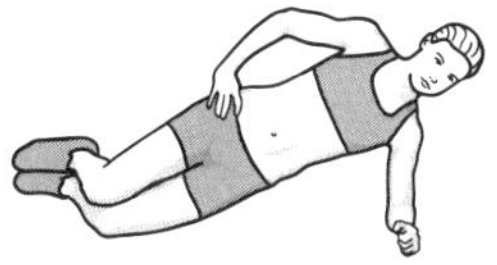

3 Seitstütz mit abgelegten Knien, 30 Sek.

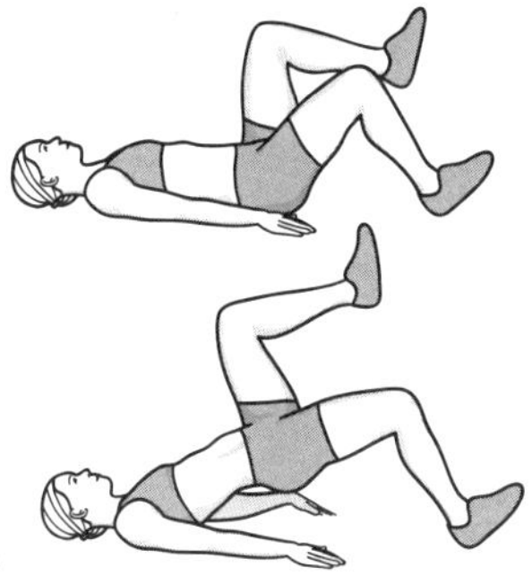

4 Einbeiniges Beckenheben, 15 Wdh.

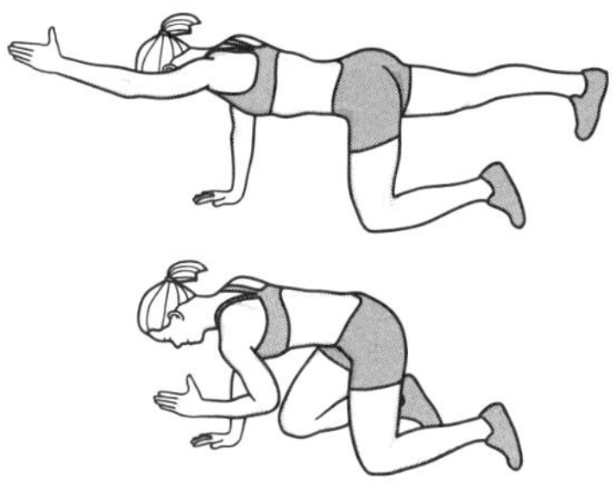

5 Crunch aus dem Vierfüßlerstand, 15 Wdh.

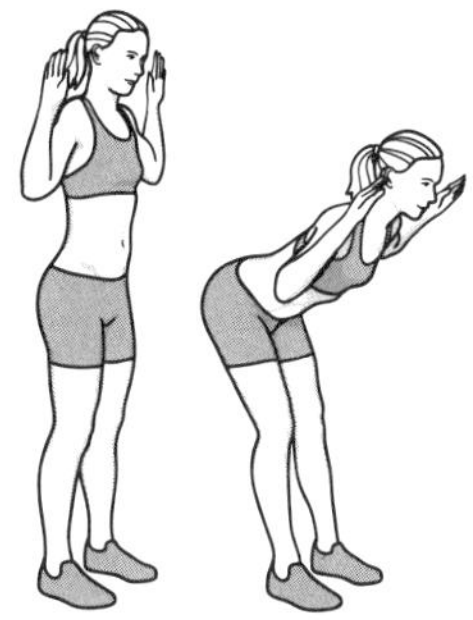

6 Good Morning, 15 Wdh.

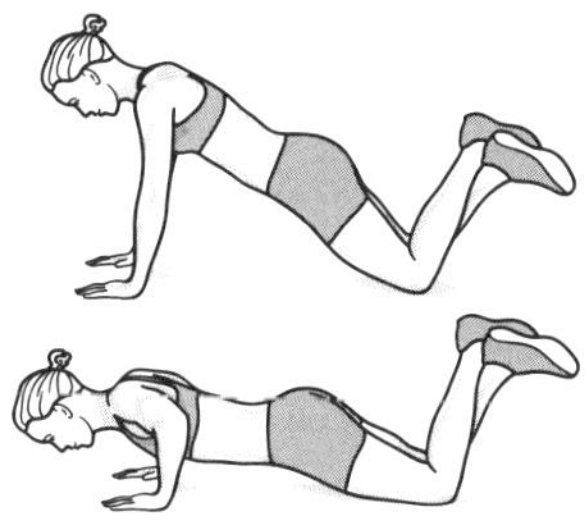

7 Liegestütz mit abgelegten Knien, 15 Wdh.

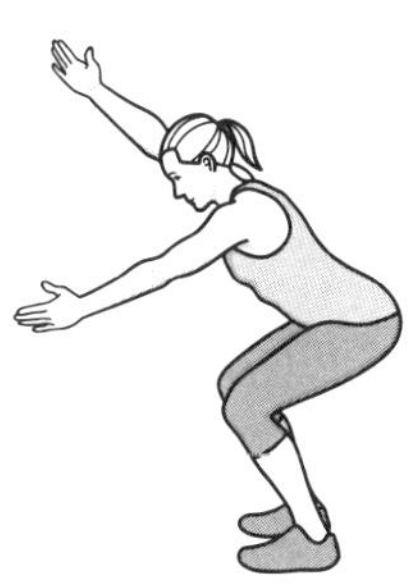

8 Armschere in der Kniebeugenposition, 30 Sek.

8 Ganzkörpertraining 8 für Einsteiger

Benötigtes Hilfsmittel: Handtuch
Trainingsdauer: 25 Min.

1 2 3

	Übungen	Wiederholungen/ Belastungszeit	Belastungspause in Sek.	Sätze	Intensität	Seite
1	Hampelmann	30 Sek.	20	3	1	120
2	Frontstütz mit Armheben	30 Sek.	20	3	1	127
3	Liegende Rumpfrotation mit angewinkelten Beinen	30 Sek.	20	3	1	133
4	Gleitender Beincurl	15 Wdh.	20	3	1	138
5	Scherensprung	30 Sek.	20	3	1	122
6	Gleitender Bergsteiger	30 Sek.	20	3	1	128
7	Handtuchziehen über Kopf	30 Sek.	20	3	1	124
8	Diagonaler Crunch	15 Wdh.	20	3	1	132
9	Schwimmer	30 Sek.	20	3	1	124
10	Sprinten auf der Stelle	30 Sek.	20	3	1	120

20 Sekunden Pause zwischen jeder Übung
3 Sätze pro Übung

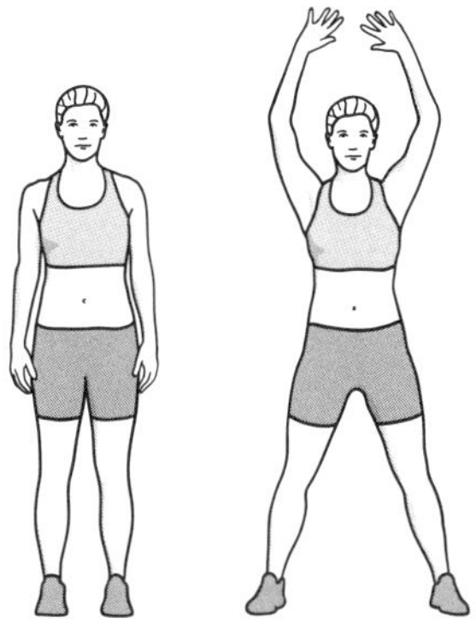

1 Hampelmann, 30 Sek.

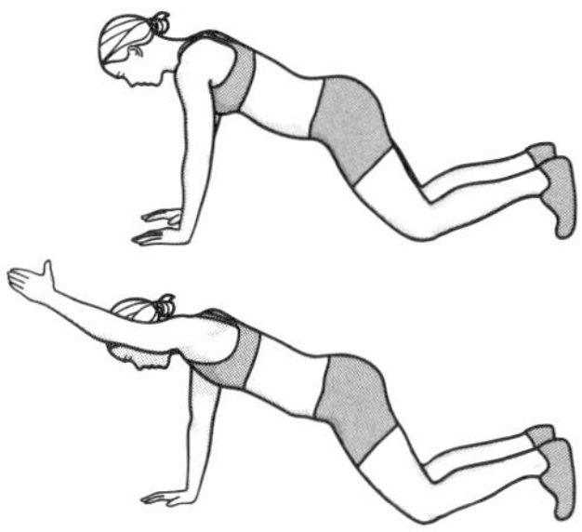

2 Frontstütz mit Armheben, 30 Sek.

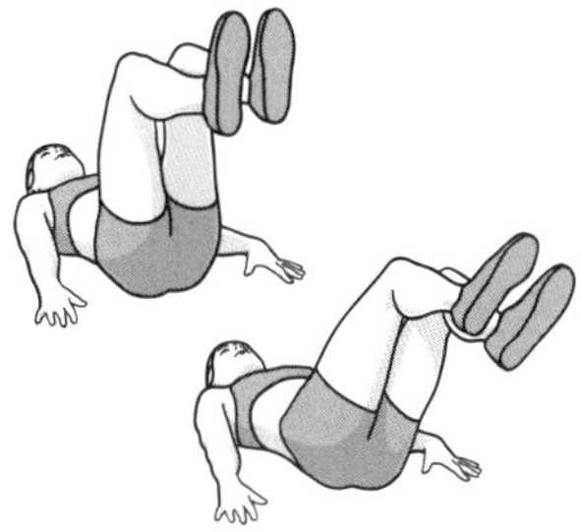

3 Liegende Rumpfrotation mit angewinkelten Beinen, 30 Sek.

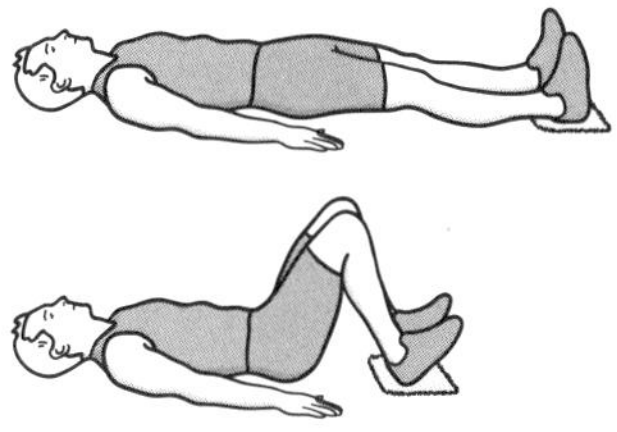

4 Gleitender Beincurl, 15 Wdh.

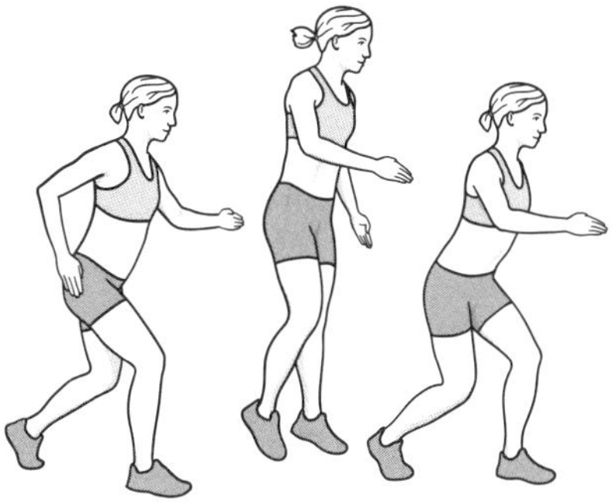

5 Scherensprung, 30 Sek.

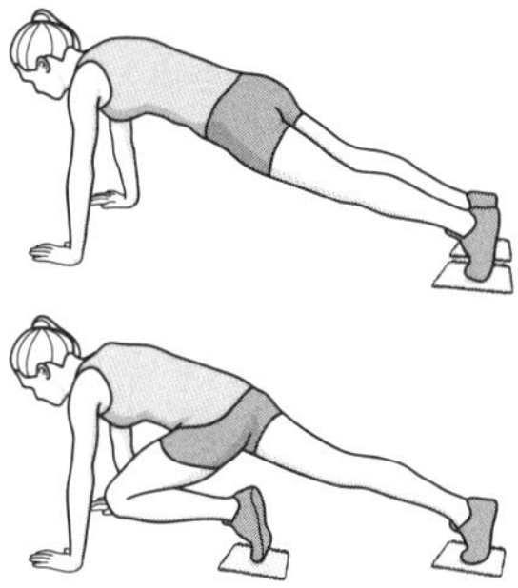

6 Gleitender Bergsteiger, 30 Sek.

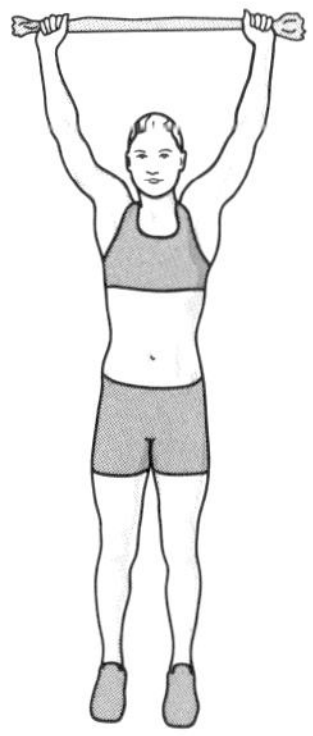

7 Handtuchziehen über Kopf, 30 Sek.

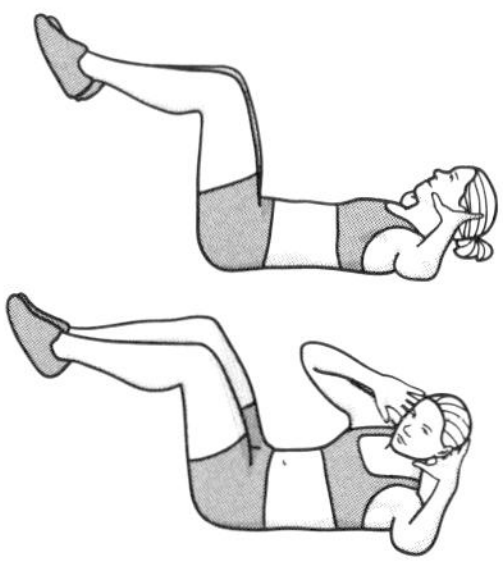

8 Diagonaler Crunch, 15 Wdh.

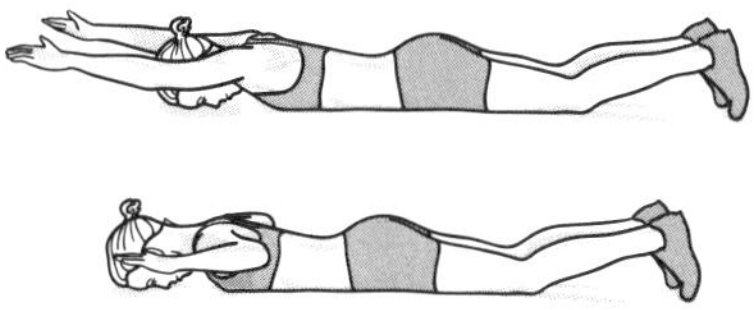

9 Schwimmer, 30 Sek.

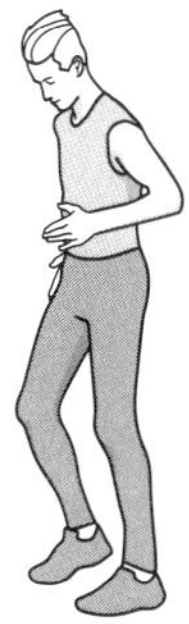

10 Sprinten auf der Stelle, 30 Sek.

9 Ganzkörpertraining 9 für Einsteiger

Benötigtes Hilfsmittel: Stuhl oder stabile Kiste
Trainingsdauer: 30 Min.

1 2 3

	Übungen	Wiederholungen/ Belastungszeit	Belastungspause in Sek.	Sätze	Intensität	Seite
1	Kniebeuge	15 Wdh.	20	3	1	134
2	Dip	15 Wdh.	20	3	1	123
3	Wechselndes Bein-strecken in Rückenlage	30 Sek.	20	3	1	130
4	Erhöhtes Beckenheben	15 Wdh.	20	3	1	138
5	Vierfüßlerstand mit angehobenen Knien	30 Sek.	20	3	1	126
6	Ausfallschritt	15 Wdh.	20	3	1	136
7	Paddeln in Bauchlage	30 Sek.	20	3	1	128
8	Wandsitzen	30 Sek.	20	3	1	134
9	Zweipunktvierfüßler	30 Sek.	20	3	1	126
10	Seitstütz mit abgelegten Knien	30 Sek.	20	3	1	129

20 Sekunden Pause zwischen jeder Übung
3 Sätze pro Übung

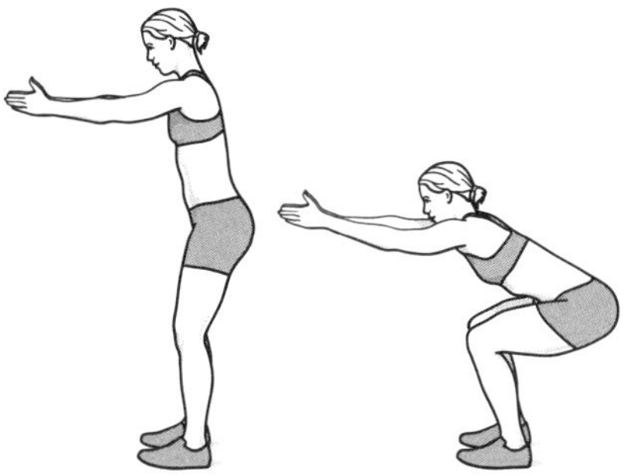

1 Kniebeuge, 15 Wdh.

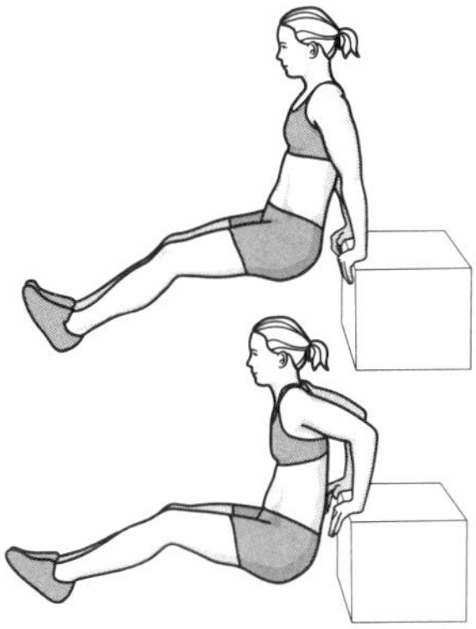

2 Dip, 15 Wdh.

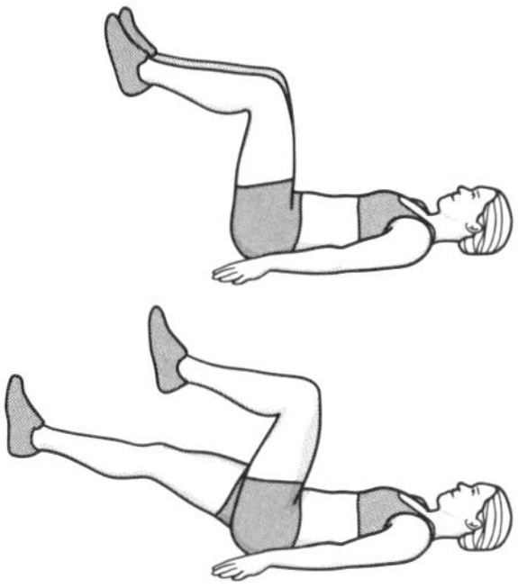

3 Wechselndes Beinstrecken in Rückenlage, 30 Sek.

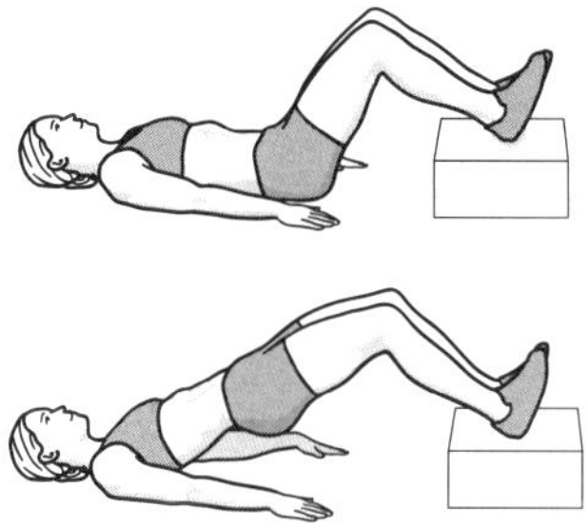

4 Erhöhtes Beckenheben, 15 Wdh.

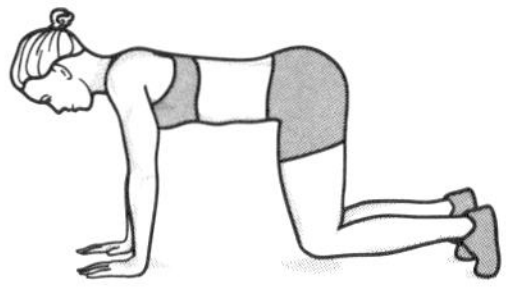

5 Vierfüßlerstand mit angehobenen Knien, 30 Sek.

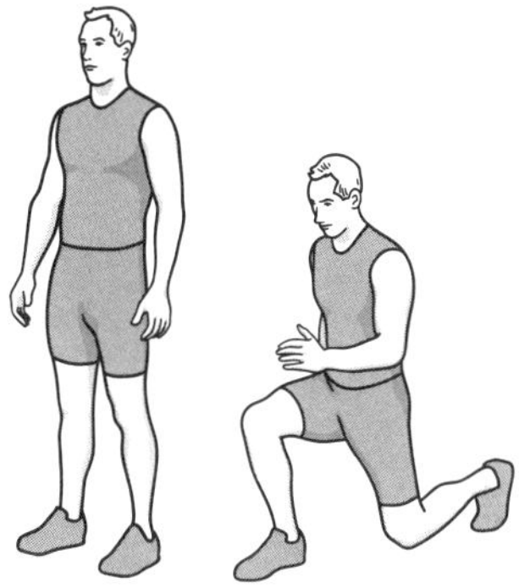

6 Ausfallschritt, 15 Wdh.

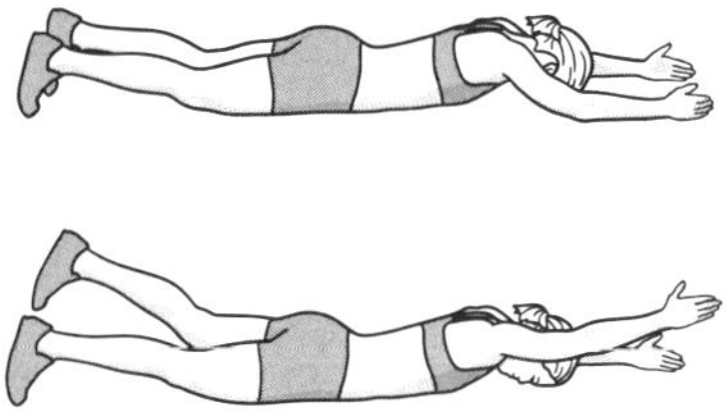

7 Paddeln in Bauchlage, 30 Sek.

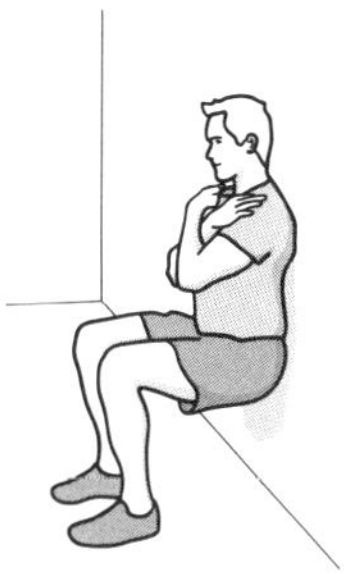

8 Wandsitzen, 30 Sek.

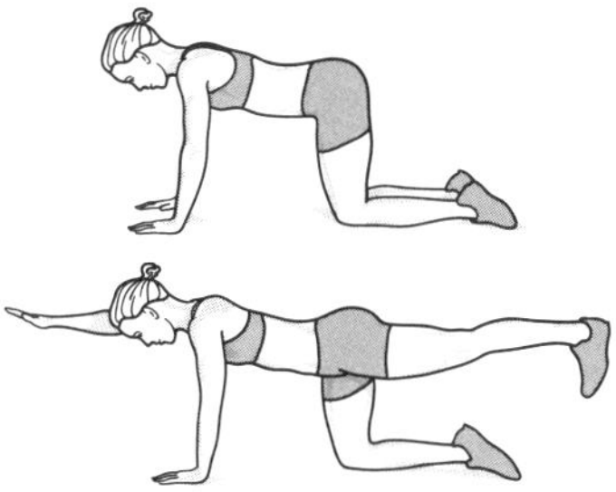

9 Zweipunkt-vierfüßler, 30 Sek.

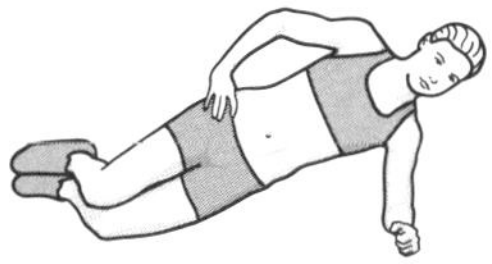

10 Seitstütz mit abgelegten Knien, 30 Sek.

10 Ganzkörpertraining 10 für Einsteiger

Benötigtes Hilfsmittel: Stuhl oder stabile Kiste
Trainingsdauer: 30 Min.

1 2 3

	Übungen	Wiederholungen/ Belastungszeit	Belastungspause in Sek.	Sätze	Intensität	Seite
1	Hohe Wechselsprünge auf der Stelle	30 Sek.	20	3	1	121
2	Crunch	15 Wdh.	20	3	1	131
3	Einbeiniges Beckenheben	15 Wdh.	20	3	1	138
4	Liegestütz mit abgelegten Knien	15 Wdh.	20	3	1	122
5	Scherensprung	30 Sek.	20	3	1	122
6	Liegende Rumpfrotation mit angewinkelten Beinen	30 Sek.	20	3	1	133
7	Good Morning	15 Wdh.	20	3	1	135
8	Hampelmann	30 Sek.	20	3	1	120
9	Dip	15 Wdh.	20	3	1	123
10	Armheben aus der Bauchlage	15 Wdh.	20	3	1	124

20 Sekunden Pause zwischen jeder Übung
3 Sätze pro Übung

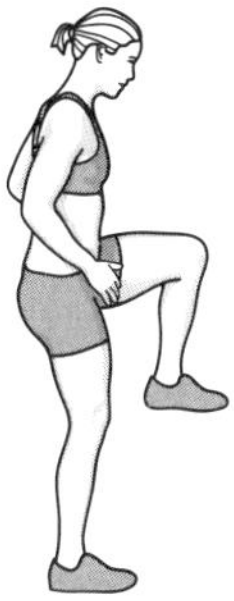

1 Hohe Wechselsprünge auf der Stelle, 30 Sek.

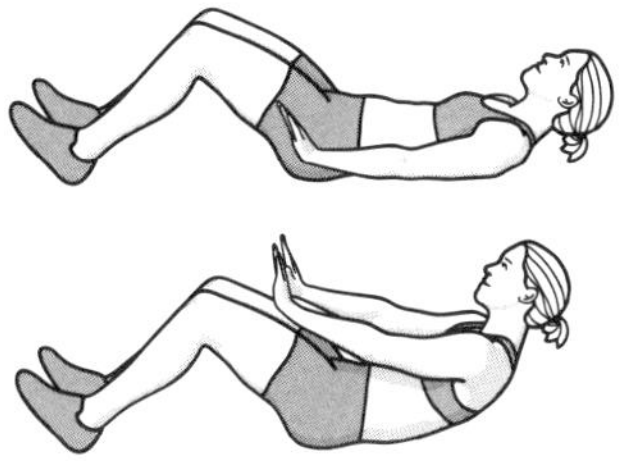

2 Crunch, 15 Wdh.

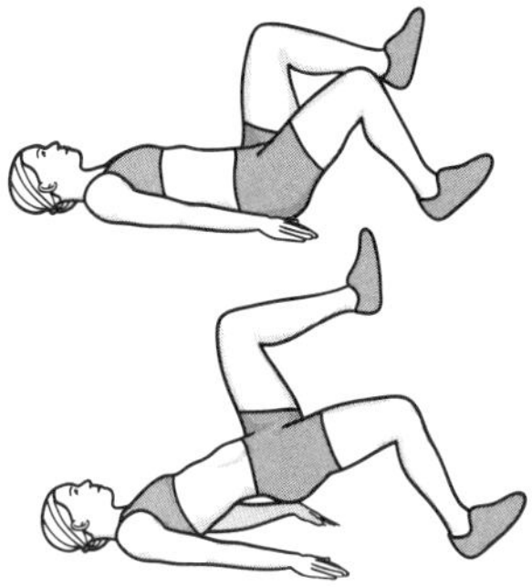

3 Einbeiniges Beckenheben, 15 Wdh.

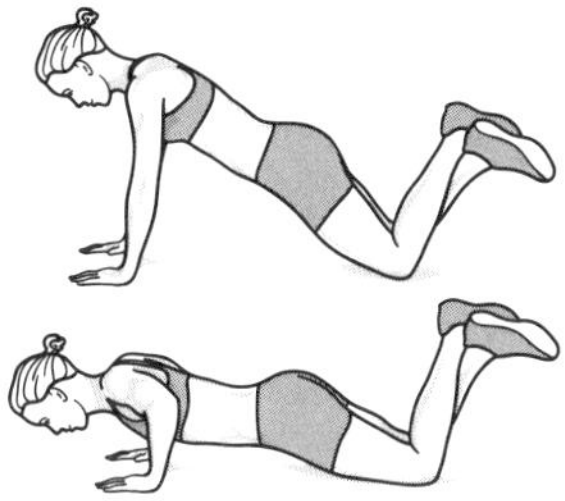

4 Liegestütz mit abgelegten Knien, 15 Wdh.

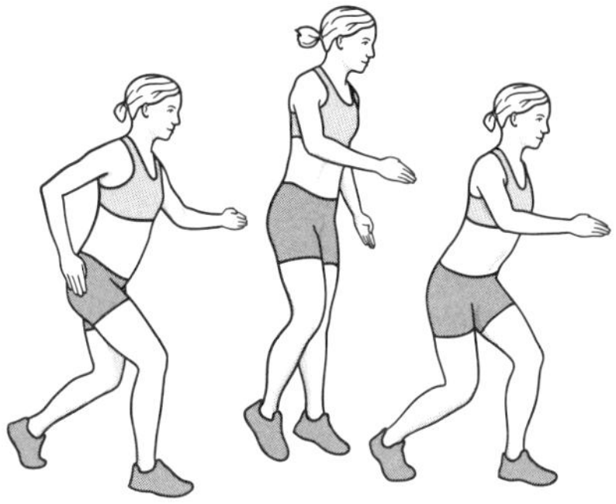

5 Scherensprung, 30 Sek.

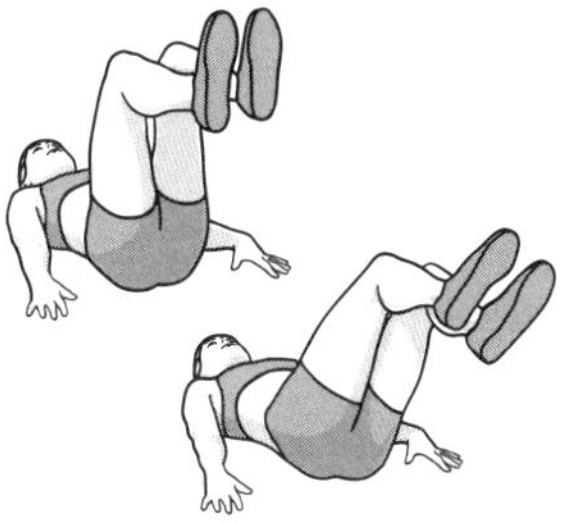

6 Liegende Rumpfrotation mit angewinkelten Beinen, 30 Sek.

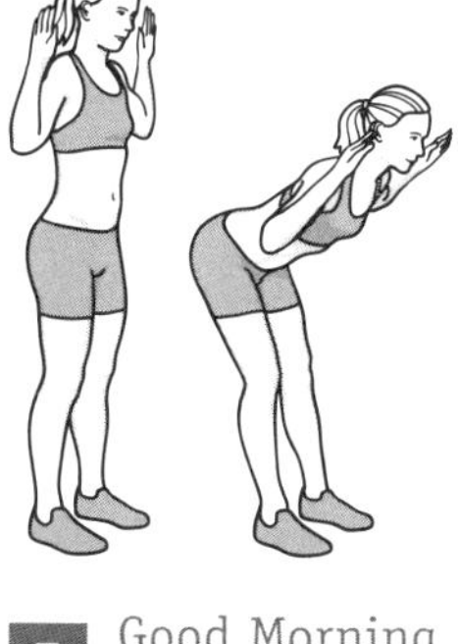

7 Good Morning, 15 Wdh.

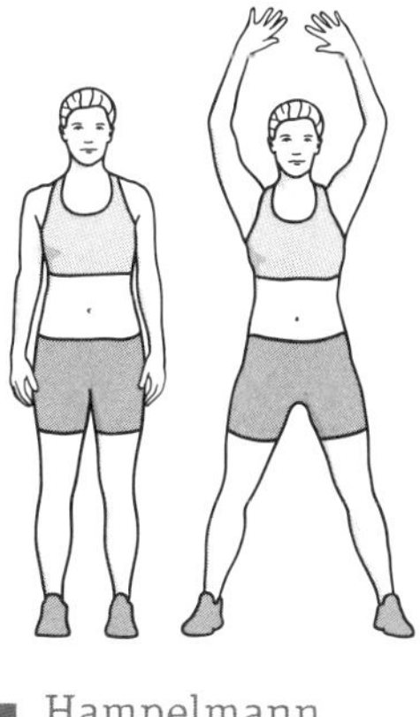

8 Hampelmann, 30 Sek.

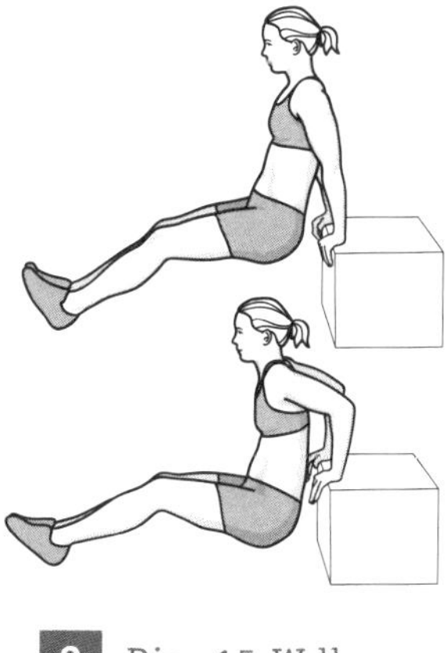

9 Dip, 15 Wdh.

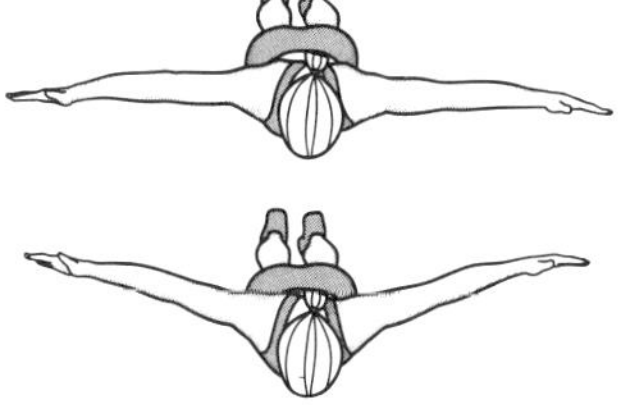

10 Armheben aus der Bauchlage, 15 Wdh.

11 Ganzkörpertraining 1 für Fortgeschrittene

Benötigtes Hilfsmittel: Box oder stabile Kiste
Trainingsdauer: 20 Min.

1 **2** 3

	Übungen	Wiederholungen/ Belastungszeit	Belastungspause in Sek.	Sätze	Intensität	Seite
1	Hampelmann	40 Sek.	20	3	1	120
2	Seitstütz	40 Sek.	20	3	2	129
3	Liegestütz	15 Wdh.	20	3	2	123
4	Erhöhter Ausfallschritt	15 Wdh.	20	3	2	137
5	Unterarmstütz	40 Sek.	20	3	2	126
6	Schwimmer	40 Sek.	20	3	1	124

20 Sekunden Pause zwischen jeder Übung
3 Sätze pro Übung

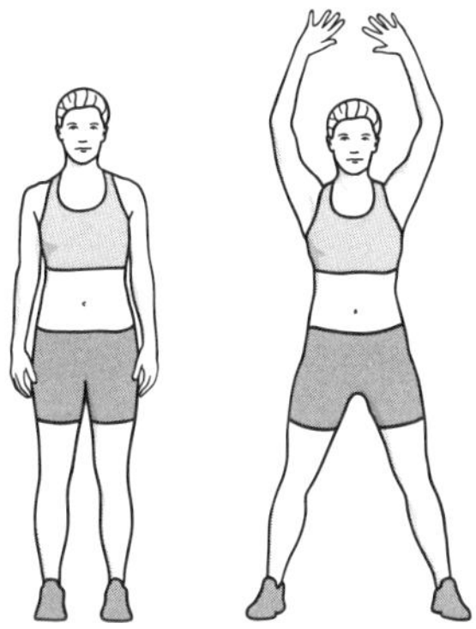

1 Hampelmann, 40 Sek.

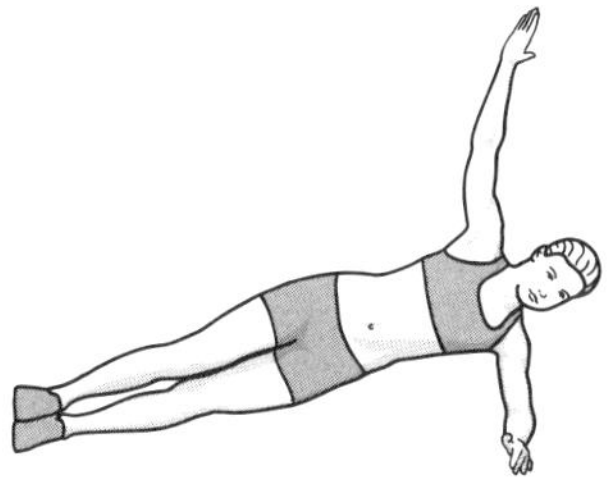

2 Seitstütz, 40 Sek.

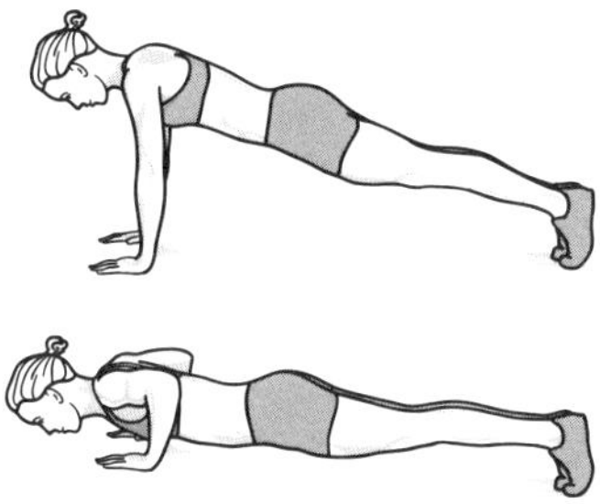

3 Liegestütz, 15 Wdh.

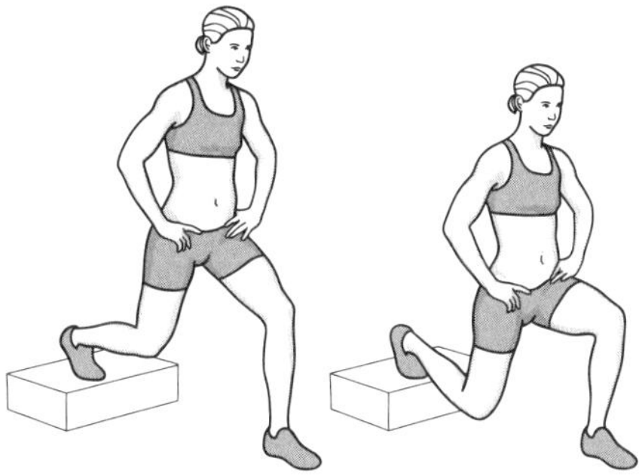

4 Erhöhter Ausfallschritt, 15 Wdh.

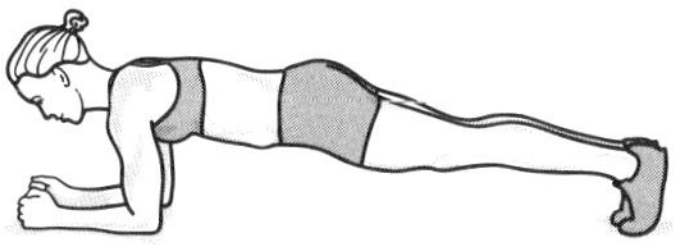

5 Unterarmstütz, 40 Sek.

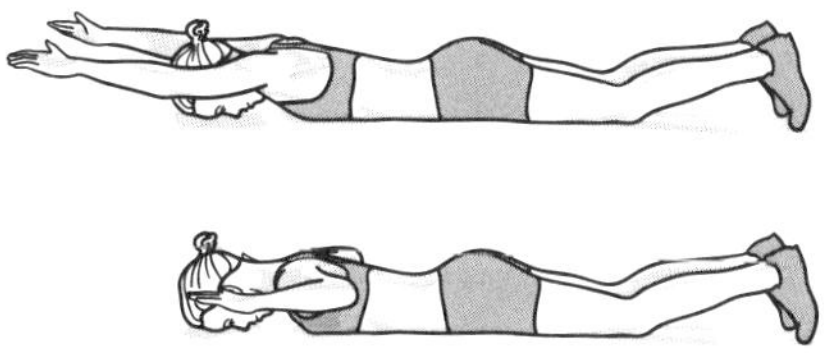

6 Schwimmer, 40 Sek.

12 Ganzkörpertraining 2 für Fortgeschrittene

Benötigte Hilfsmittel: Handtuch, Stuhl oder stabile Kiste
Trainingsdauer: 25 Min.

1 2 3

	Übungen	Wiederholungen/ Belastungszeit	Belastungspause in Sek.	Sätze	Intensität	Seite
1	Gleitender Ausfallschritt	15 Wdh.	20	3	2	136
2	Dip	15 Wdh.	20	3	1	123
3	Gleitender Bergsteiger	40 Sek.	20	3	1	128
4	Gleitender seitlicher Ausfallschritt	15 Wdh.	20	3	2	137
5	Gleitender Beincurl	15 Wdh.	20	3	1	138
6	Käfer	40 Sek.	20	3	2	131
7	Latdrücken in Rückenlage	15 Wdh.	20	3	2	125

20 Sekunden Pause zwischen jeder Übung
3 Sätze pro Übung

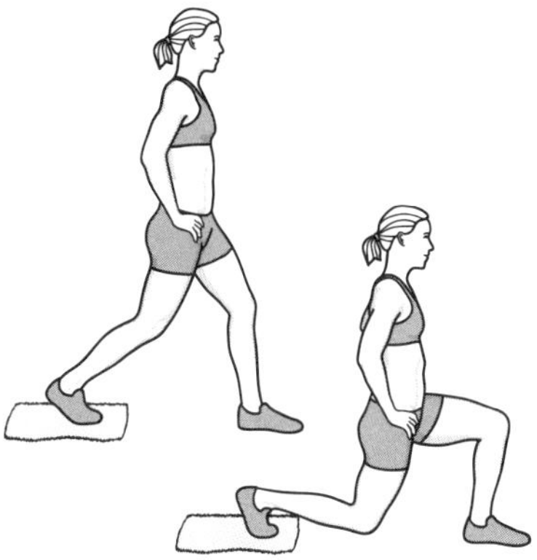

1 Gleitender Ausfallschritt, 15 Wdh.

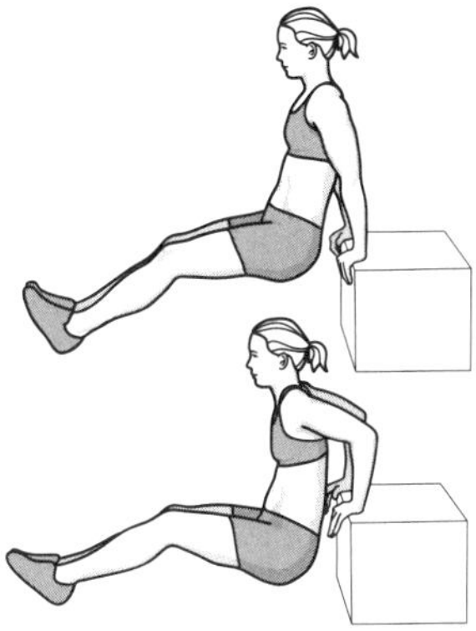

2 Dip, 15 Wdh.

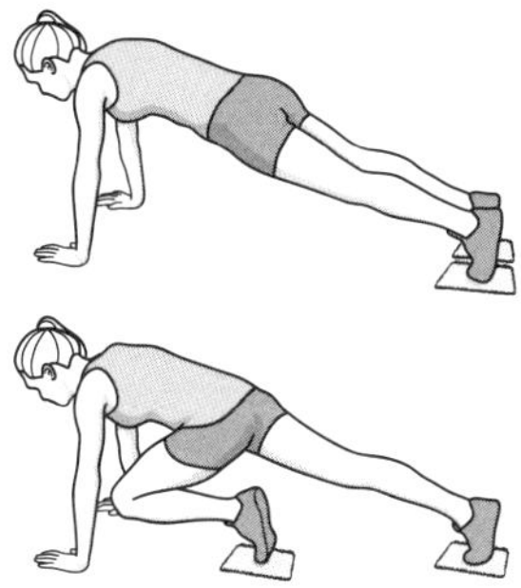

3 Gleitender Bergsteiger, 40 Sek.

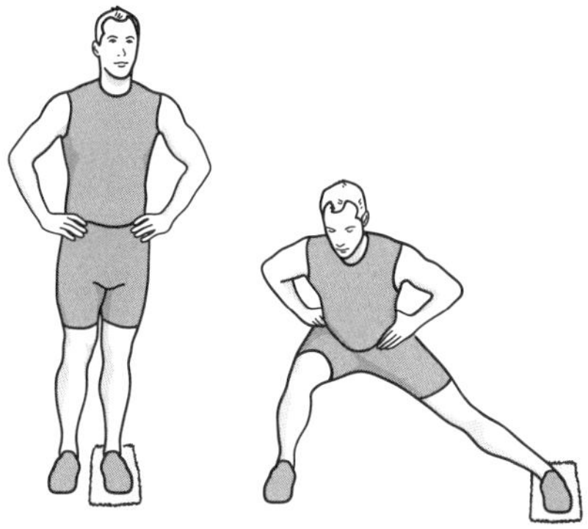

4 Gleitender seitlicher Ausfallschritt, 15 Wdh.

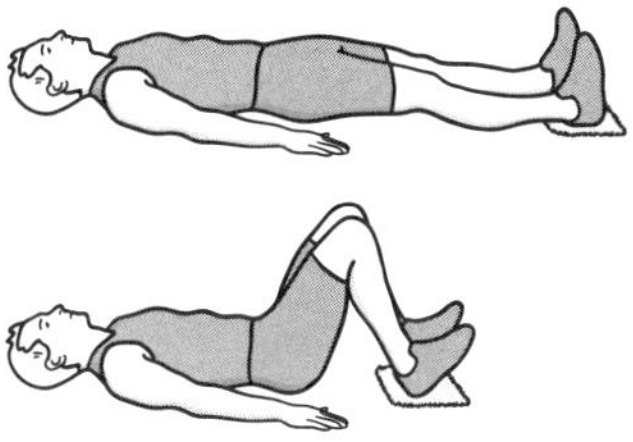

5 Gleitender Beincurl, 15 Wdh.

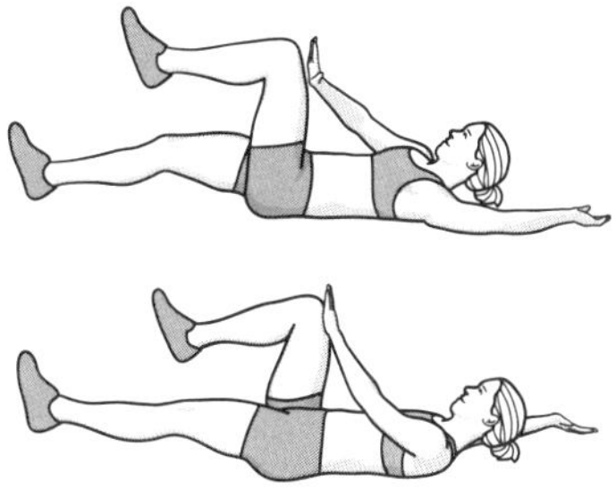

6 Käfer, 40 Sek.

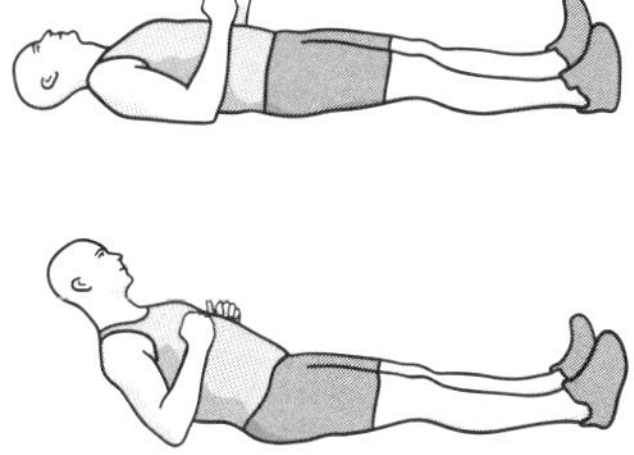

7 Latdrücken in Rückenlage, 15 Wdh.

13 Ganzkörpertraining 3 für Fortgeschrittene

1 2 3

Benötigtes Hilfsmittel: Tisch
Trainingsdauer: 20 Min.

	Übungen	Wiederholungen/ Belastungszeit	Belastungspause in Sek.	Sätze	Intensität	Seite
1	Hampelmann	40 Sek.	20	3	1	120
2	Dynamischer Seitstütz	15 Wdh.	20	3	2	129
3	Umgekehrtes Rudern am Tisch	15 Wdh.	20	3	2	124
4	Diagonaler Crunch mit Beinanziehen	15 Wdh.	20	3	2	132
5	Kniebeugensprung	40 Sek.	20	3	1	121
6	Liegestütz	15 Wdh.	20	3	2	123
7	Beckenlift	15 Wdh.	20	3	2	132

20 Sekunden Pause zwischen jeder Übung
3 Sätze pro Übung

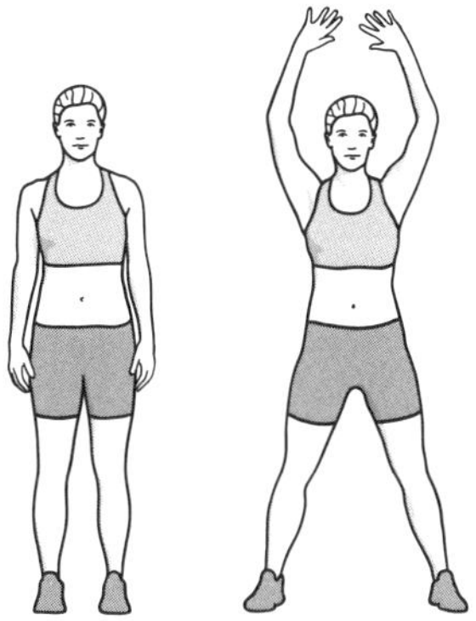

1 Hampelmann, 40 Sek.

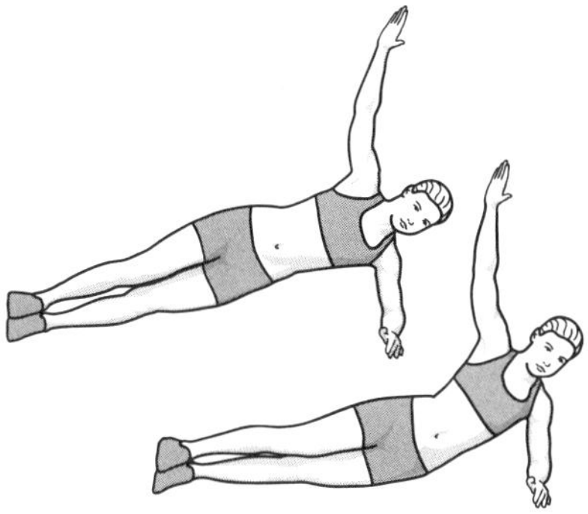

2 Dynamischer Seitstütz, 15 Wdh.

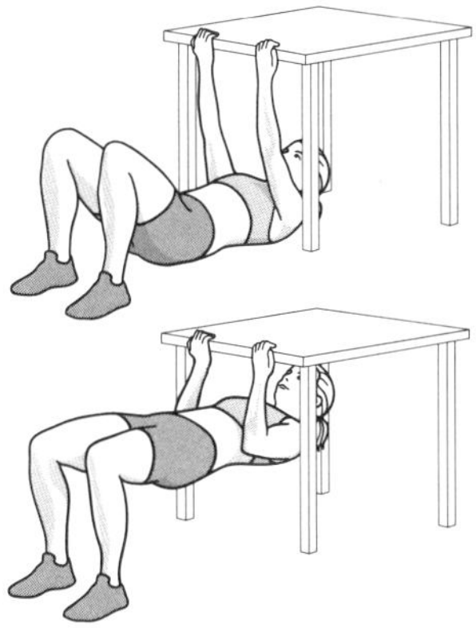

3 Umgekehrtes Rudern am Tisch, 15 Wdh.

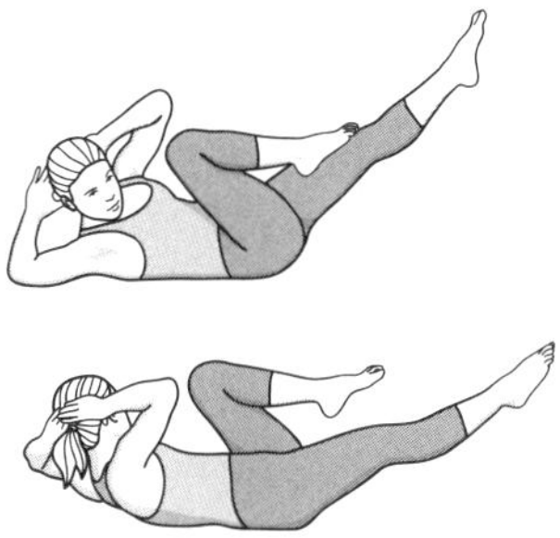

4 Diagonaler Crunch mit Beinanziehen, 15 Wdh.

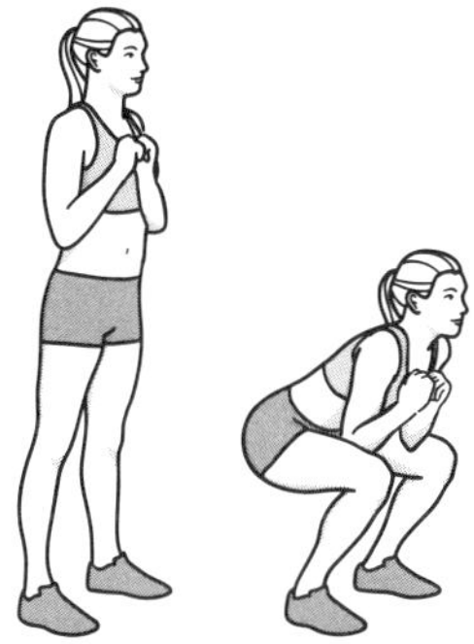

5 Kniebeugensprung, 40 Sek.

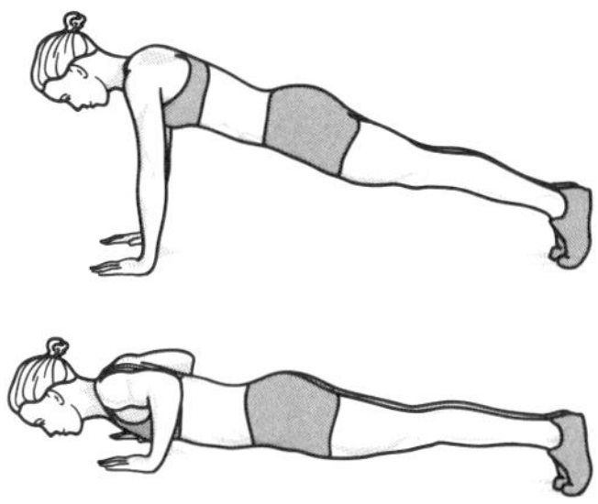

6 Liegestütz, 15 Wdh.

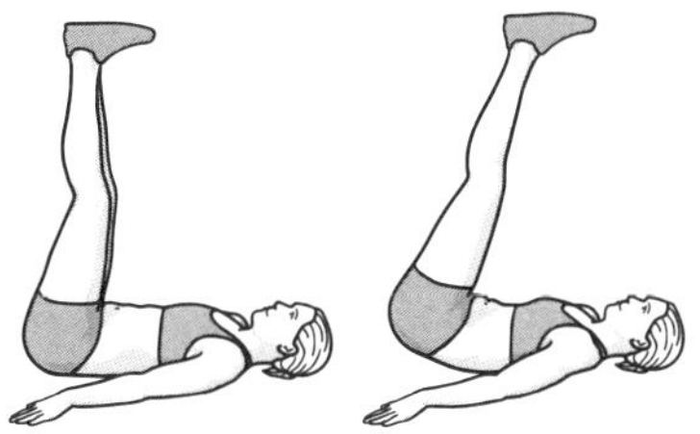

7 Beckenlift, 15 Wdh.

14 Ganzkörpertraining 4 für Fortgeschrittene

Benötigtes Hilfsmittel: Stuhl oder stabile Kiste
Trainingsdauer: 35 Min.

1 **2** 3

	Übungen	Wiederholungen/ Belastungszeit	Belastungspause in Sek.	Sätze	Intensität	Seite
1	Scherensprung	40 Sek.	20	3	1	122
2	Zweipunktstütz	40 Sek.	20	3	2	126
3	Armheben aus der Bauchlage	15 Wdh.	20	3	1	124
4	Dip	15 Wdh.	20	3	1	123
5	Sprinten auf der Stelle	40 Sek.	20	3	1	120
6	Seitstütz	40 Sek.	20	3	2	129
7	Wandsitzen	40 Sek.	20	3	1	134
8	Ausfallschritt	15 Wdh.	20	3	1	136
9	Unterarmstütz	40 Sek.	20	3	2	126
10	Erhöhtes Beckenheben	15 Wdh.	20	3	1	138

20 Sekunden Pause zwischen jeder Übung
3 Sätze pro Übung

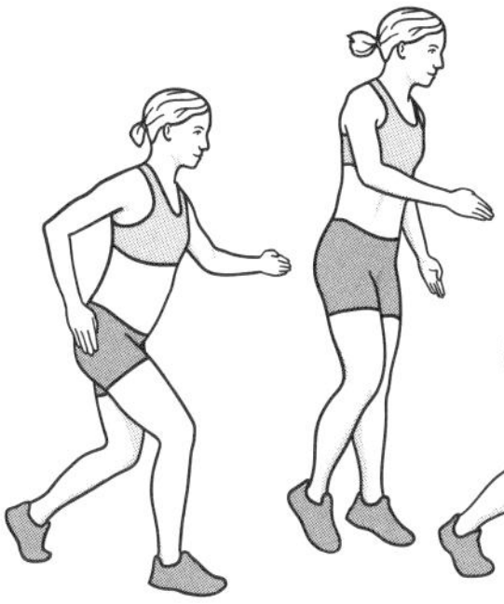

1 Scherensprung, 40 Sek.

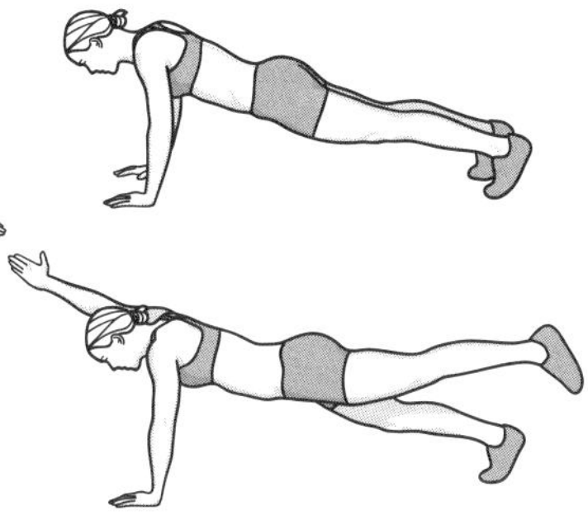

2 Zweipunktstütz, 40 Sek.

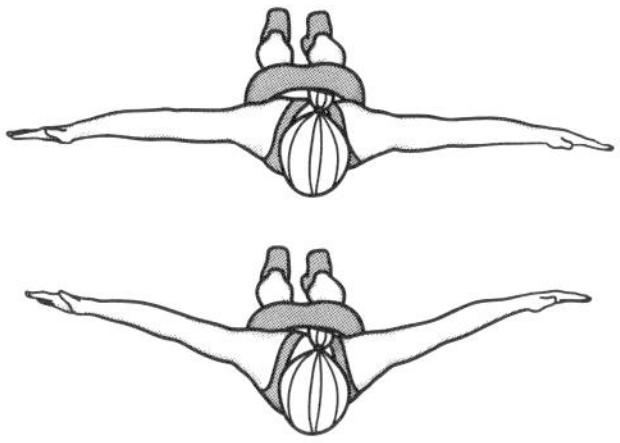

3 Armheben aus der Bauchlage, 15 Wdh.

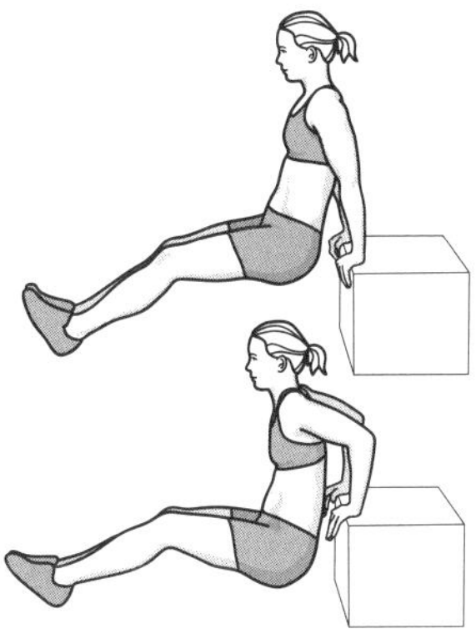

4 Dip, 15 Wdh.

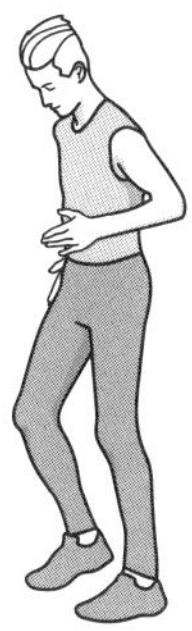

5 Sprinten auf der Stelle, 40 Sek.

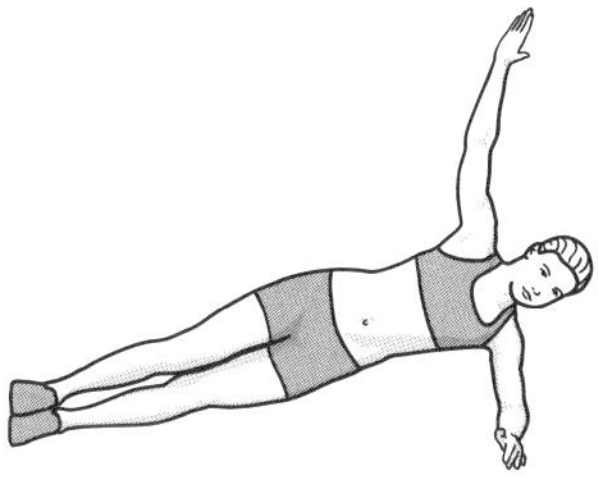

6 Seitstütz, 40 Sek.

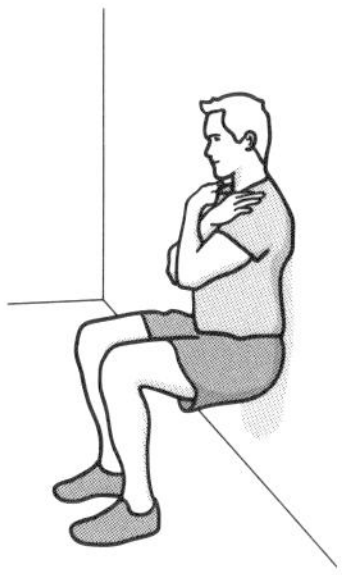

7 Wandsitzen, 40 Sek.

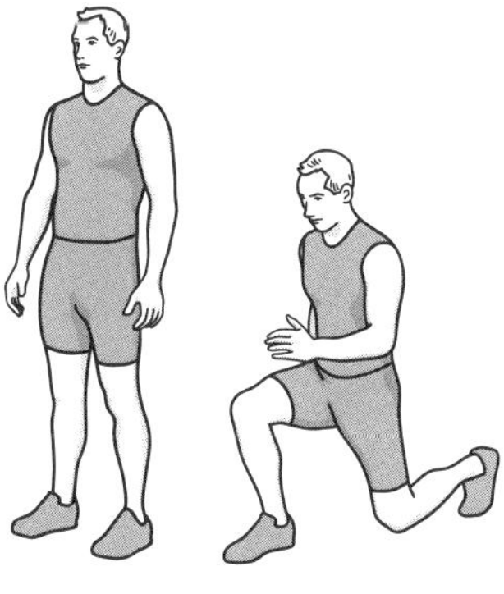

8 Ausfallschritt, 15 Wdh.

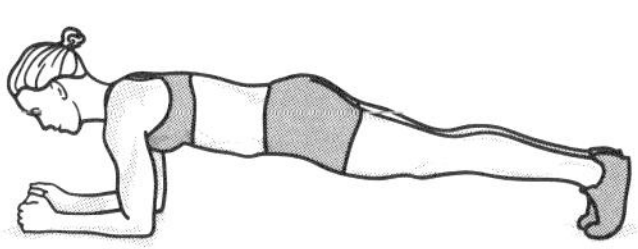

9 Unterarmstütz, 40 Sek.

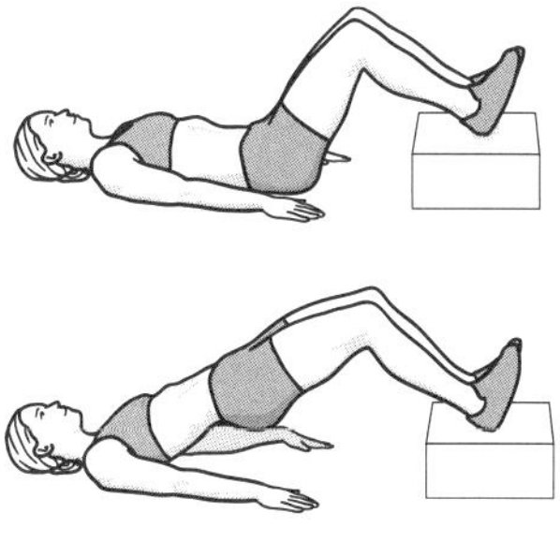

10 Erhöhtes Beckenheben, 15 Wdh.

15 Ganzkörpertraining 5 für Fortgeschrittene

Benötigte Hilfsmittel: Box oder stabile Kiste, Tisch
Trainingsdauer: 35 Min.

1 **2** 3

	Übungen	Wiederholungen/ Belastungszeit	Belastungspause in Sek.	Sätze	Intensität	Seite
1	Erhöhter Ausfallschritt	15 Wdh.	20	3	2	137
2	Umgekehrtes Rudern am Tisch	15 Wdh.	20	3	2	124
3	Diagonaler Crunch mit Beinanziehen	15 Wdh.	20	3	2	132
4	Unterarmstütz	40 Sek.	20	3	2	126
5	Brücke mit wechselndem Beinstrecken	40 Sek.	20	3	2	134
6	Paddeln in Bauchlage	40 Sek.	20	3	1	128
7	Seitstütz mit Hüftrotation	15 Wdh.	20	3	2	130
8	Liegende Rumpfrotation mit angewinkelten Beinen	40 Sek.	20	3	1	133
9	Seitlicher Ausfallschritt	15 Wdh.	20	3	1	137
10	Armschere in der Kniebeugenposition	40 Sek.	20	3	1	123

20 Sekunden Pause zwischen jeder Übung
3 Sätze pro Übung

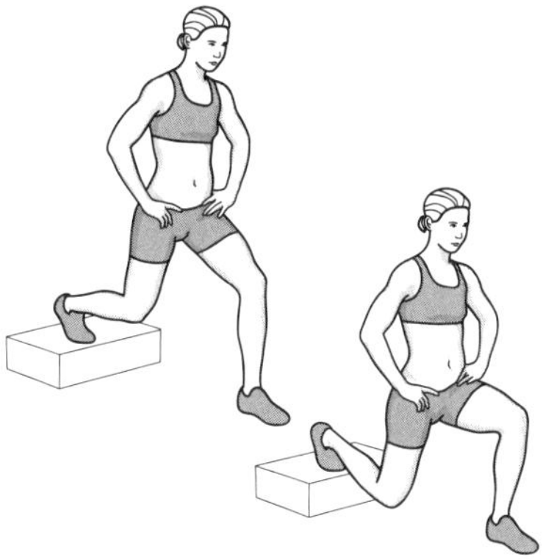

1 Erhöhter Ausfallschritt, 15 Wdh.

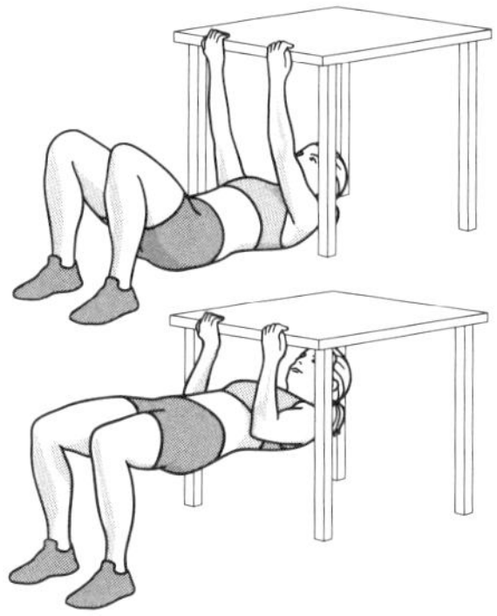

2 Umgekehrtes Rudern am Tisch, 15 Wdh.

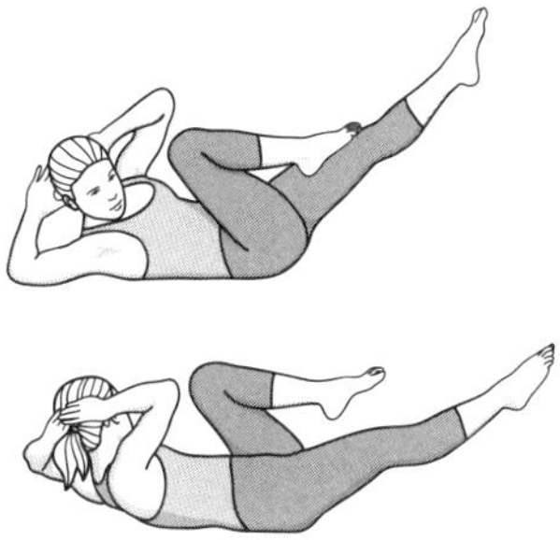

3 Diagonaler Crunch mit Beinanziehen, 15 Wdh.

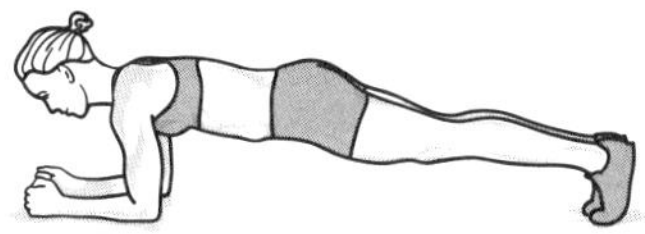

4 Unterarmstütz, 40 Sek.

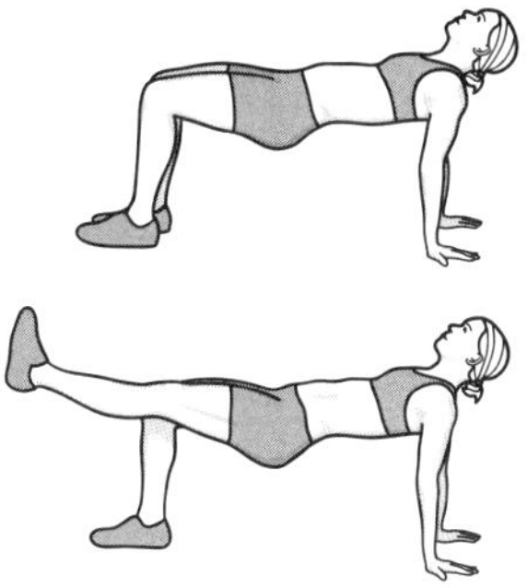

5 Brücke mit wechselndem Beinstrecken, 40 Sek.

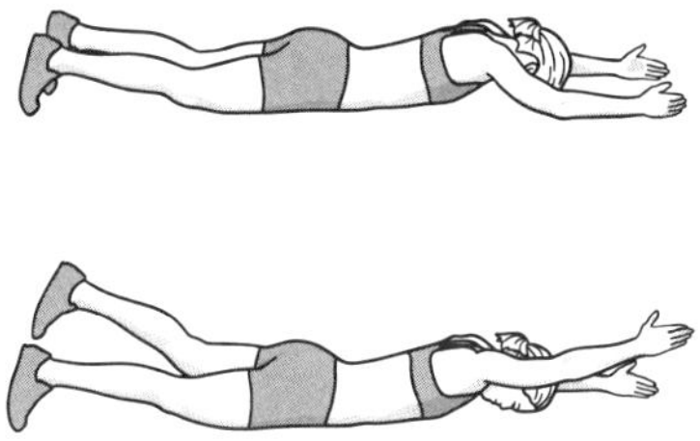

6 Paddeln in Bauchlage, 40 Sek.

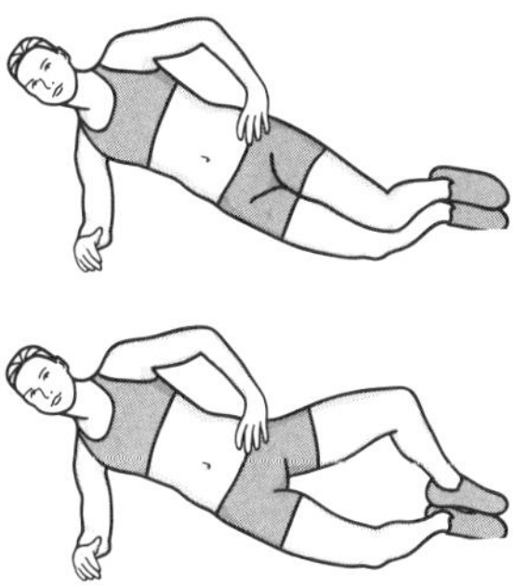

7 Seitstütz mit Hüftrotation, 15 Wdh.

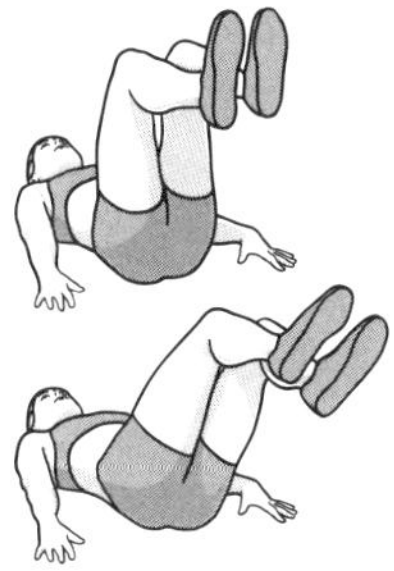

8 Liegende Rumpfrotation mit angewinkelten Beinen, 40 Sek.

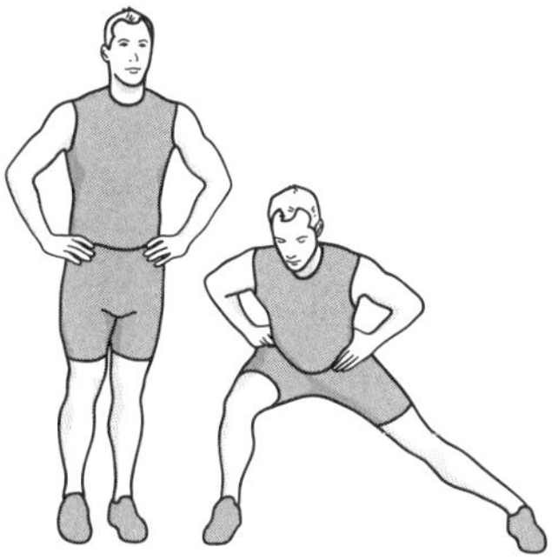

9 Seitlicher Ausfallschritt, 15 Wdh.

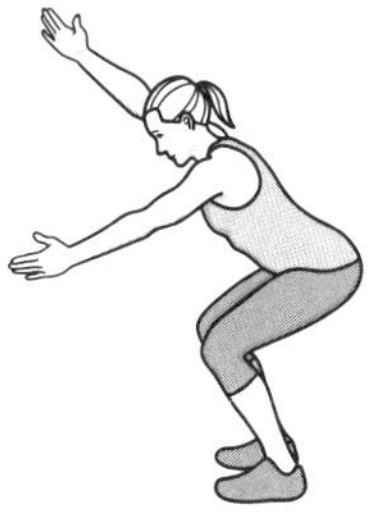

10 Armschere in der Kniebeugenposition, 40 Sek.

16 Ganzkörpertraining 6 für Fortgeschrittene

Benötigtes Hilfsmittel: Handtuch
Trainingsdauer: 25 Min.

1 **2** 3

	Übungen	Wiederholungen/ Belastungszeit	Belastungspause in Sek.	Sätze	Intensität	Seite
1	Gleitender Bergsteiger	40 Sek.	20	2	1	128
2	Kniebeugensprung	40 Sek.	20	2	1	121
3	Seitstütz	40 Sek.	20	2	2	129
4	Einbeiniges Beckenheben	15 Wdh.	20	2	1	138
5	Liegestütz	15 Wdh.	20	2	2	123
6	Sprinten auf der Stelle	40 Sek.	20	2	1	120
7	Gleitender seitlicher Ausfallschritt	15 Wdh.	20	2	2	137
8	Umgekehrter Stütz mit Beinanheben	40 Sek.	20	2	1	134
9	Käfer	40 Sek.	20	2	2	131
10	Hampelmann	40 Sek.	20	2	1	120

20 Sekunden Pause zwischen jeder Übung
2 Sätze pro Übung

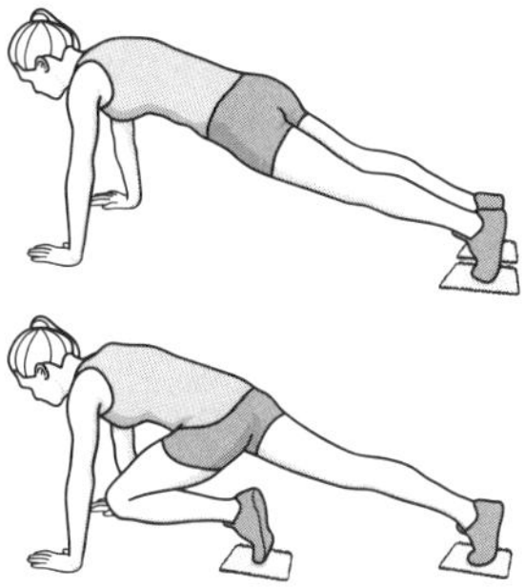

1 Gleitender Bergsteiger, 40 Sek.

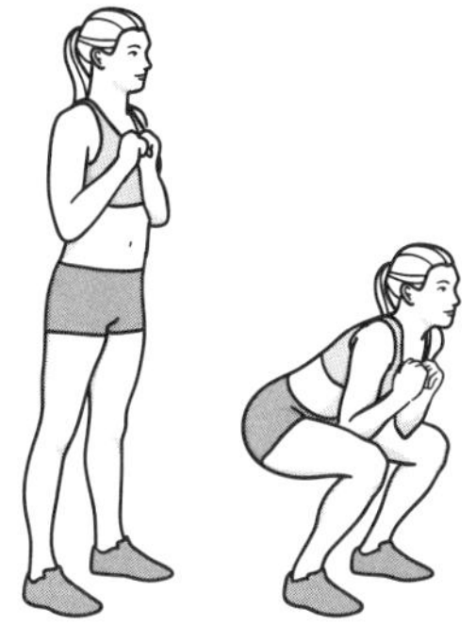

2 Kniebeugensprung, 40 Sek.

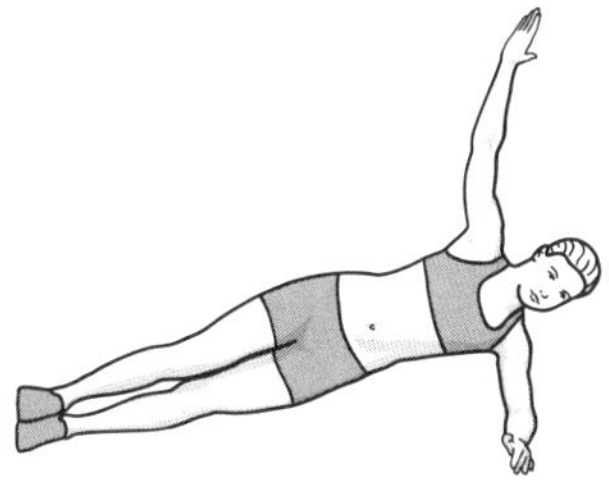

3 Seitstütz, 40 Sek.

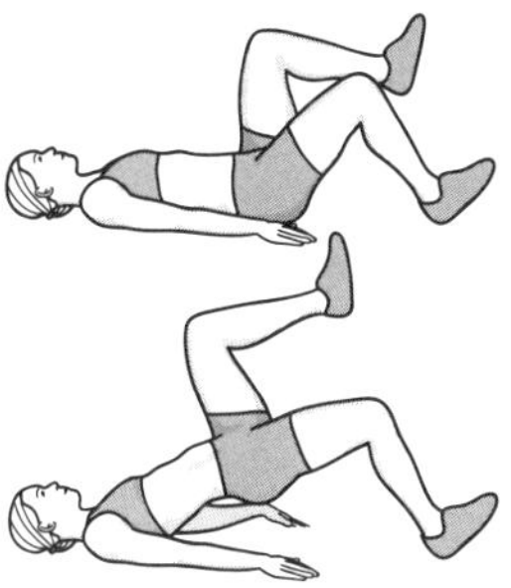

4 Einbeiniges Beckenheben, 15 Wdh.

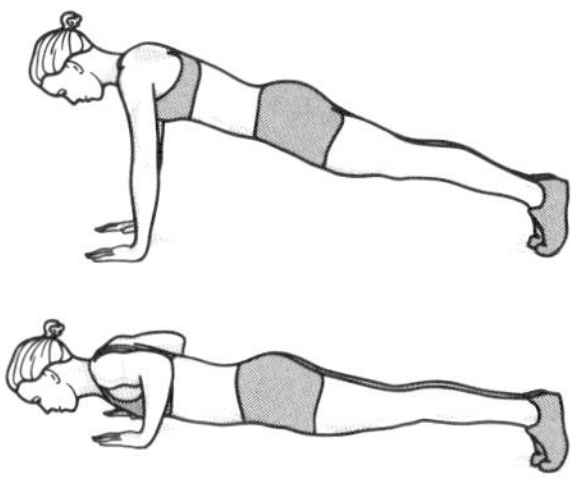

5 Liegestütz, 15 Wdh.

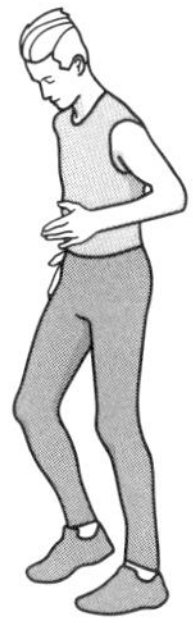

6 Sprinten auf der Stelle, 40 Sek.

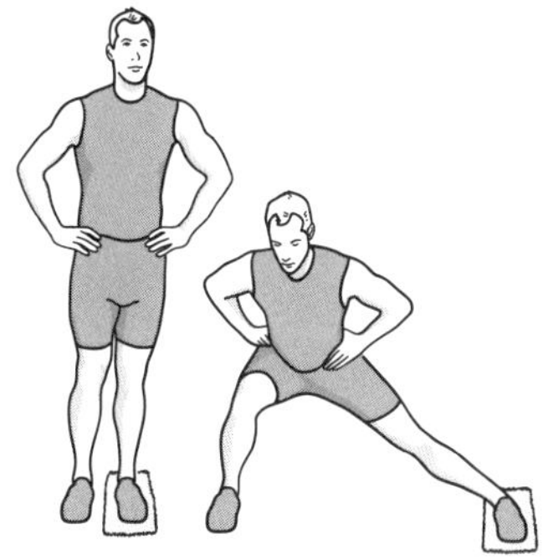

7 Gleitender seitlicher Ausfallschritt, 15 Wdh.

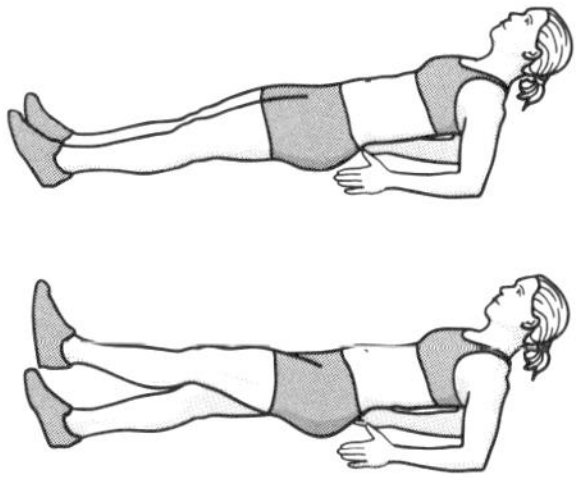

8 Umgekehrter Stütz mit Beinanheben, 40 Sek.

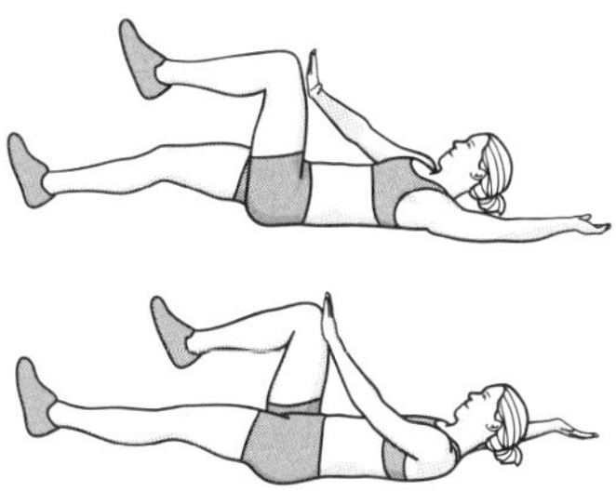

9 Käfer, 40 Sek.

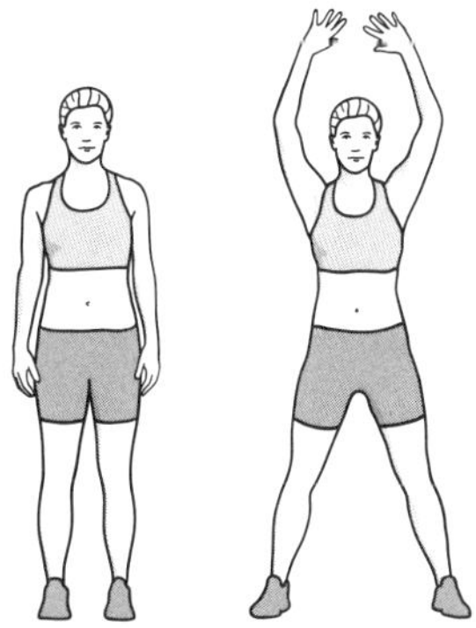

10 Hampelmann, 40 Sek.

17 Ganzkörpertraining 7 für Fortgeschrittene

Benötigte Hilfsmittel: Box oder stabile Kiste, Tisch
Trainingsdauer: 30 Min.

1 **2** 3

	Übungen	Wiederholungen/ Belastungszeit	Belastungspause in Sek.	Sätze	Intensität	Seite
1	Erhöhter Ausfallschritt	20 Wdh.	20	4	2	136
2	Liegestütz	20 Wdh.	20	4	2	123
3	Dynamischer Seitstütz	20 Wdh.	20	4	2	129
4	Umgekehrtes Rudern am Tisch	20 Wdh.	20	4	2	124
5	Schwimmer	40 Sek.	20	4	1	124

20 Sekunden Pause zwischen jeder Übung
4 Sätze pro Übung

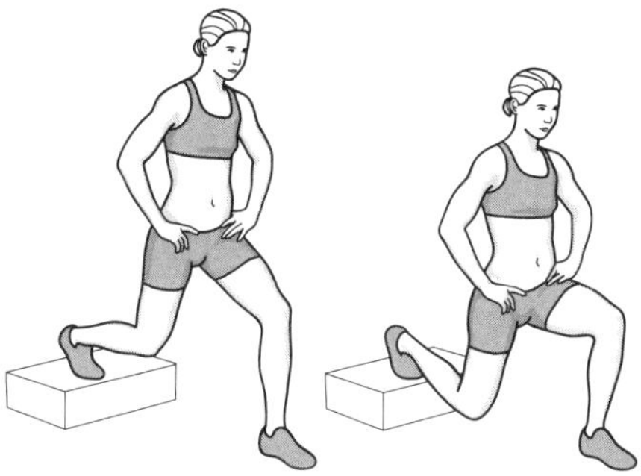

1 Erhöhter Ausfallschritt, 20 Wdh.

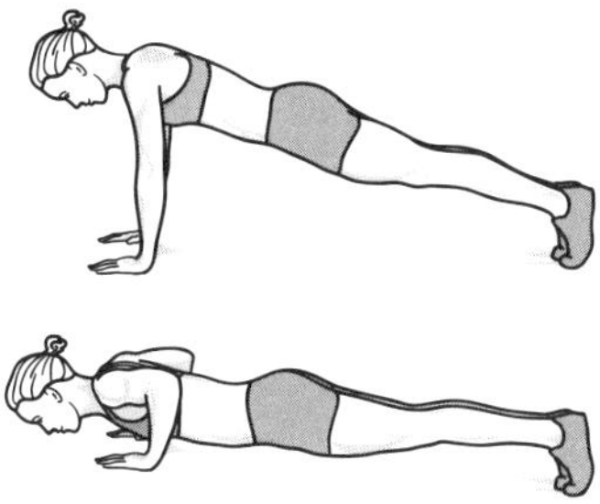

2 Liegestütz, 20 Wdh.

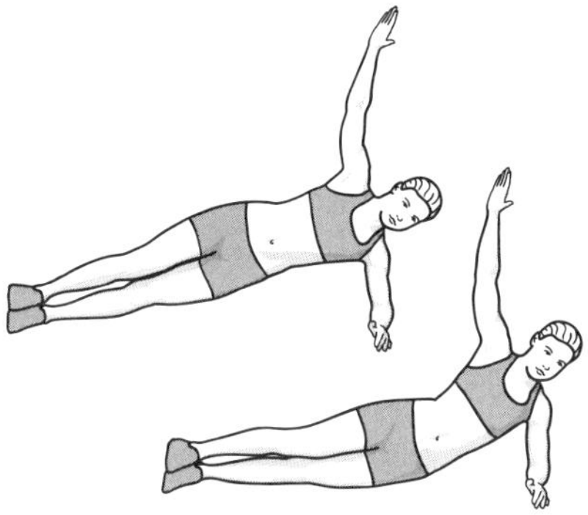

3 Dynamischer Seitstütz, 20 Wdh.

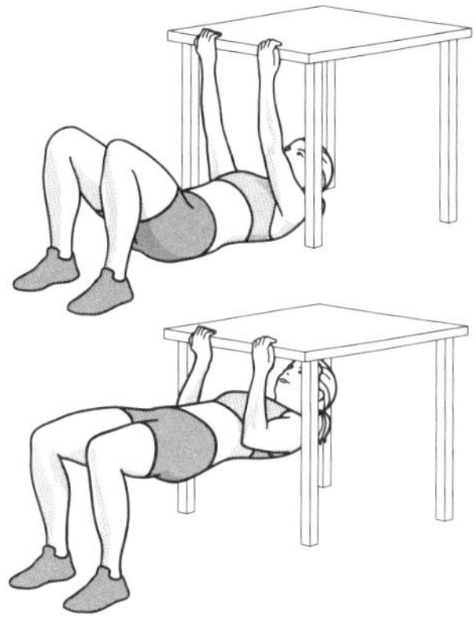

4 Umgekehrtes Rudern am Tisch, 20 Wdh.

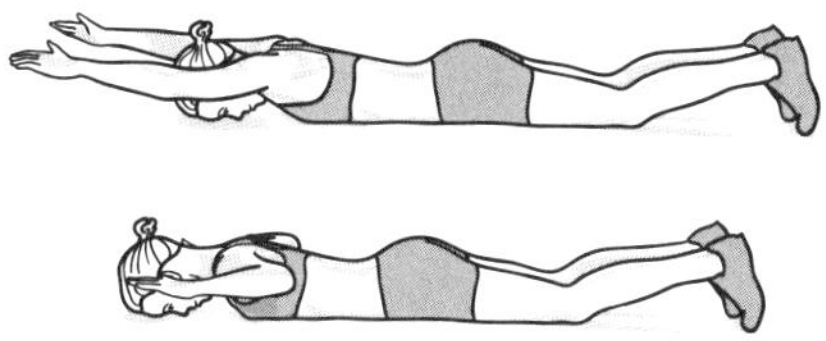

5 Schwimmer, 40 Sek.

18 Ganzkörpertraining 8 für Fortgeschrittene

Benötigte Hilfsmittel: Handtuch, Stuhl oder stabile Kiste
Trainingsdauer: 30 Min.

1 **2** 3

	Übungen	Wiederholungen/ Belastungszeit	Belastungspause in Sek.	Sätze	Intensität	Seite
1	Hohe Wechselsprünge auf der Stelle	40 Sek.	20	4	1	121
2	Gleitender Ausfallschritt	20 Wdh.	20	4	2	136
3	Dip	20 Wdh.	20	4	1	123
4	Handtuchziehen über Kopf	40 Sek.	20	4	1	124
5	Zweipunktstütz	40 Sek.	20	4	2	126
6	Gleitender Beincurl	20 Wdh.	20	4	1	138

20 Sekunden Pause zwischen jeder Übung
4 Sätze pro Übung

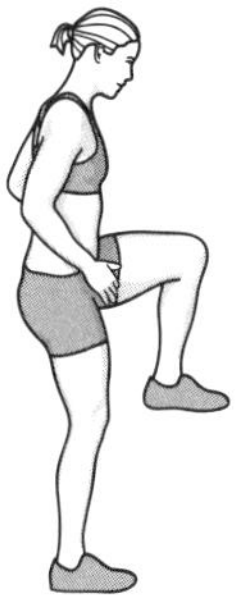

1 Hohe Wechselsprünge auf der Stelle, 40 Sek.

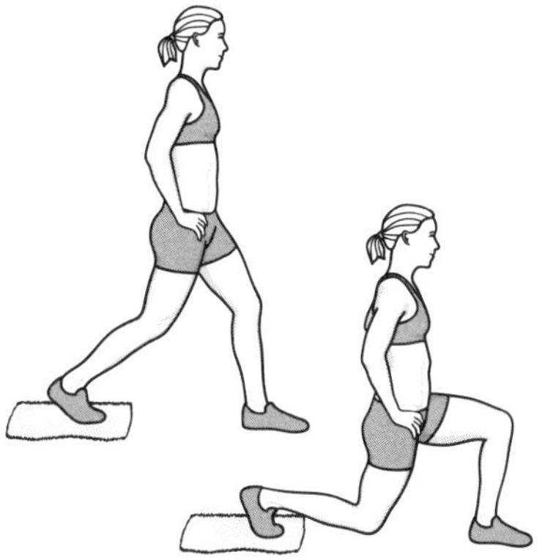

2 Gleitender Ausfallschritt, 20 Wdh.

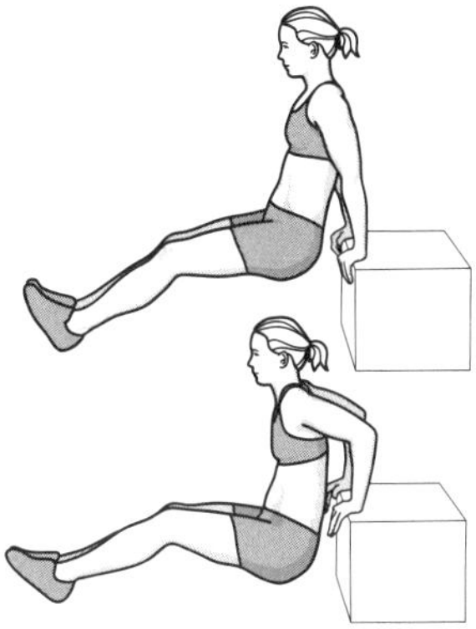

3 Dip, 20 Wdh.

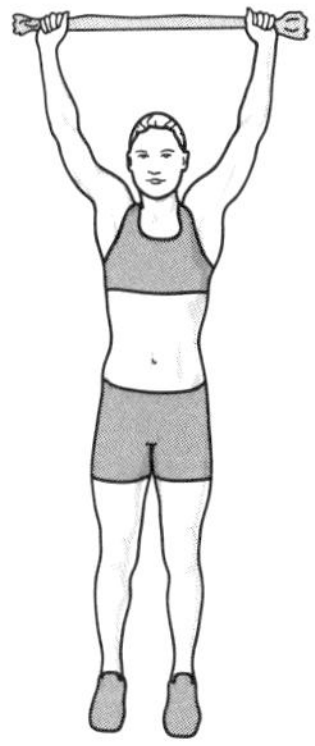

4 Handtuchziehen über Kopf, 40 Sek.

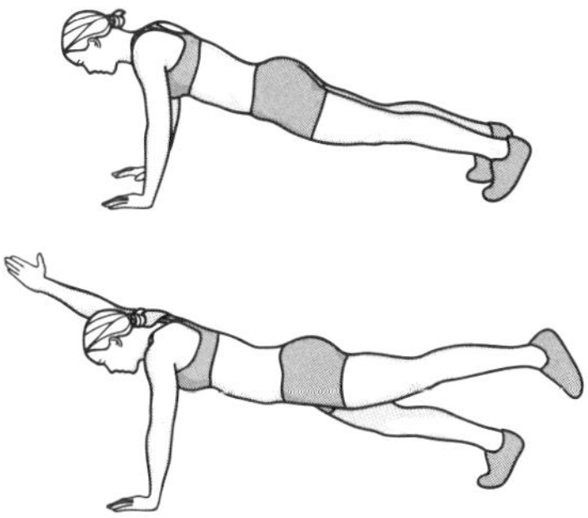

5 Zweipunktstütz, 40 Sek.

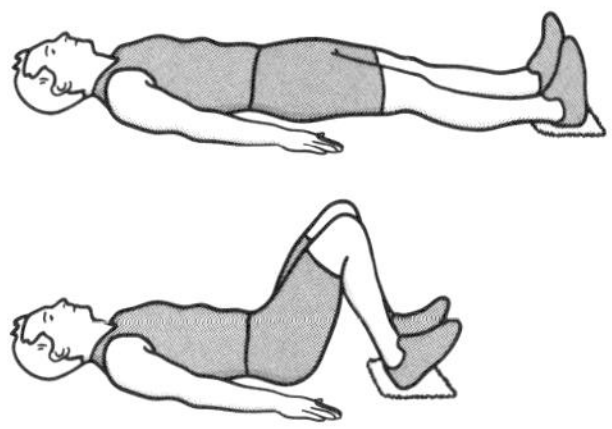

6 Gleitender Beincurl, 20 Wdh.

19 Ganzkörpertraining 9 für Fortgeschrittene

Benötigtes Hilfsmittel: Box oder stabile Kiste
Trainingsdauer: 35 Min.

1 **2** 3

	Übungen	Wiederholungen/ Belastungszeit	Belastungspause in Sek.	Sätze	Intensität	Seite
1	Scherensprung	40 Sek.	20	4	1	122
2	Seitstütz mit Beinabduktion	20 Wdh.	20	4	2	130
3	Liegestütz	20 Wdh.	20	4	2	123
4	Latdrücken in Rückenlage	20 Wdh.	20	4	2	125
5	Hohe Wechselsprünge mit Überkreuzen	40 Sek.	20	4	1	121
6	Crunch	20 Wdh.	20	4	1	131
7	Liegende Rumpfrotation mit angewinkelten Beinen	40 Sek.	20	4	1	133
8	Erhöhtes Beckenheben	20 Wdh.	20	4	1	138

20 Sekunden Pause zwischen jeder Übung
4 Sätze pro Übung

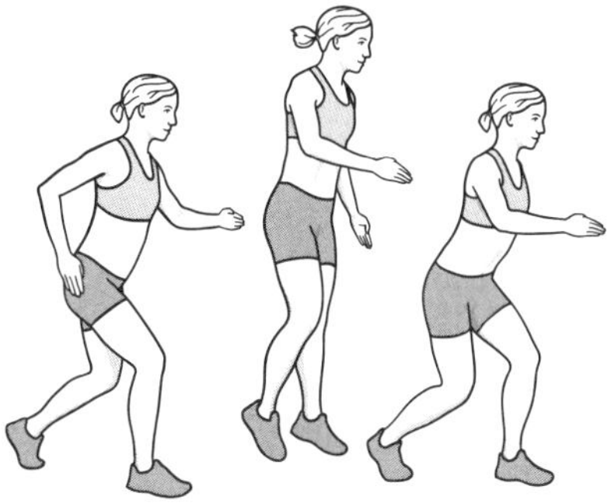

1 Scherensprung, 40 Sek.

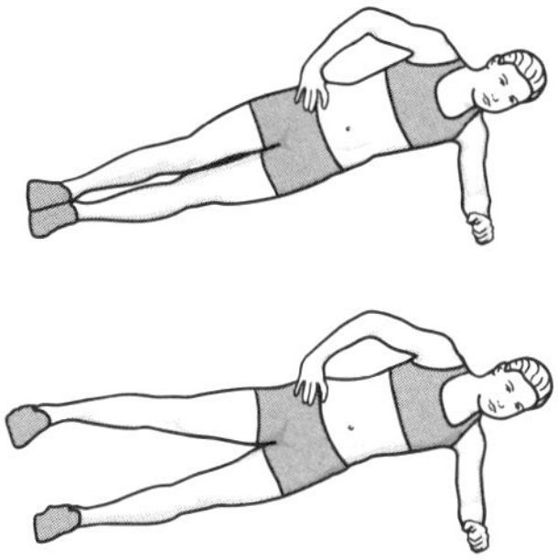

2 Seitstütz mit Beinabduktion, 20 Wdh.

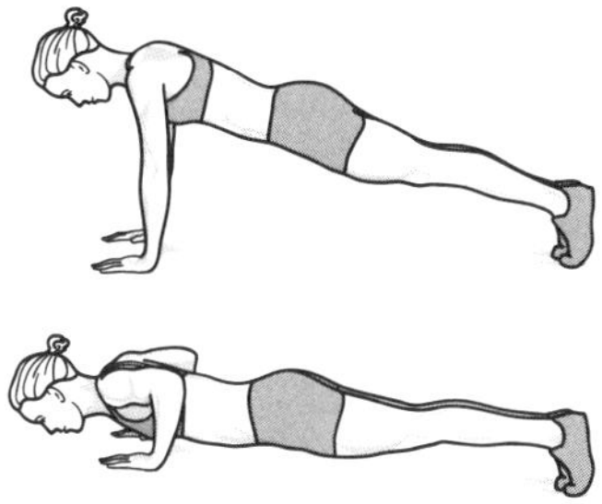

3 Liegestütz, 20 Wdh.

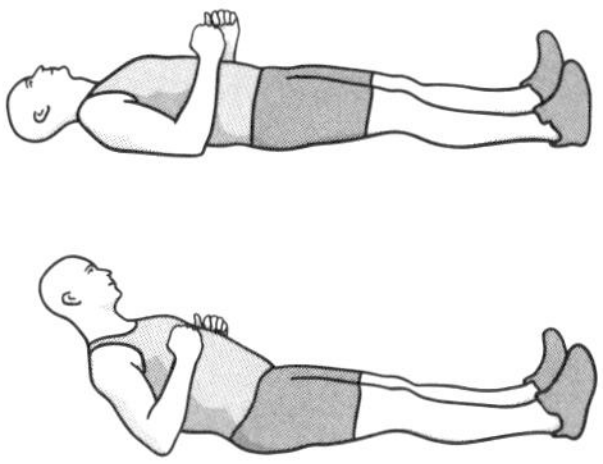

4 Latdrücken in Rückenlage, 20 Wdh.

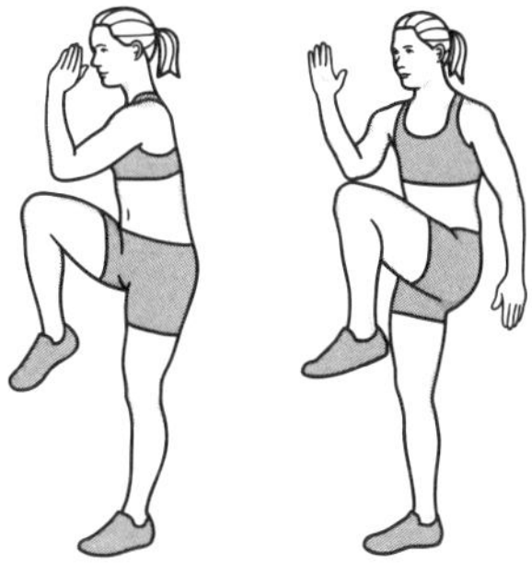

5 Hohe Wechselsprünge mit Überkreuzen, 40 Sek.

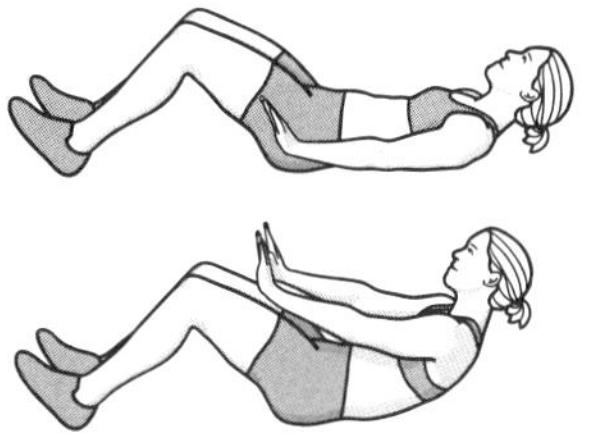

6 Crunch, 20 Wdh.

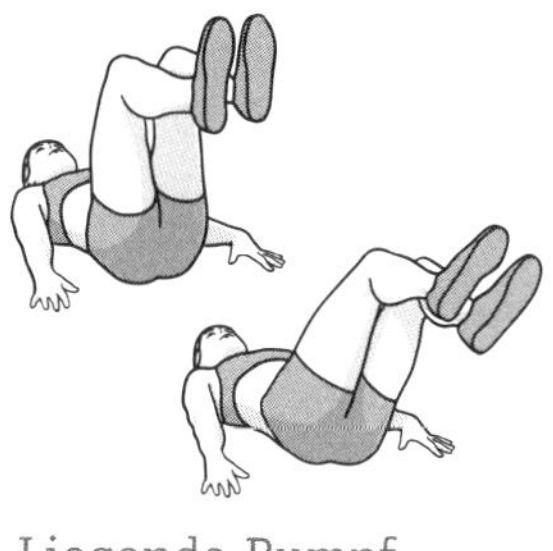

7 Liegende Rumpfrotation mit angewinkelten Beinen, 40 Sek.

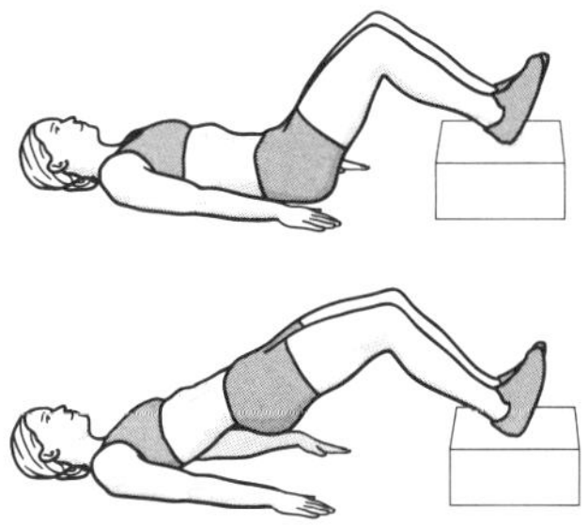

8 Erhöhtes Beckenheben, 20 Wdh.

20 Ganzkörpertraining 10 für Fortgeschrittene

Benötigtes Hilfsmittel: Stuhl oder stabile Kiste

Trainingsdauer: 45 Min.

1 **2** 3

	Übungen	Wiederholungen/ Belastungszeit	Belastungspause in Sek.	Sätze	Intensität	Seite
1	Frontstütz mit Armheben	40 Sek.	20	3	1	127
2	Einbeiniges Beckenheben	20 Wdh.	20	3	1	138
3	Unterarmstütz mit wechselndem Beinanheben	40 Sek.	20	3	2	128
4	Latdrücken in Rückenlage	20 Wdh.	20	3	2	125
5	Dip	20 Wdh.	20	3	1	123
6	Erhöhter Ausfallschritt	20 Wdh.	20	3	2	137
7	Crunch aus dem Vierfüßlerstand	20 Wdh.	20	3	1	126
8	Beckenlift	20 Wdh.	20	3	2	132
9	Brücke mit wechselndem Beinstrecken	40 Sek.	20	3	2	134
10	Liegende Rumpfrotation mit angewinkelten Beinen	40 Sek.	20	3	1	133
11	Seitlicher Ausfallschritt	20 Wdh.	20	3	1	137
12	Armheben aus der Bauchlage	20 Wdh.	20	3	1	124

20 Sekunden Pause zwischen jeder Übung
3 Sätze pro Übung

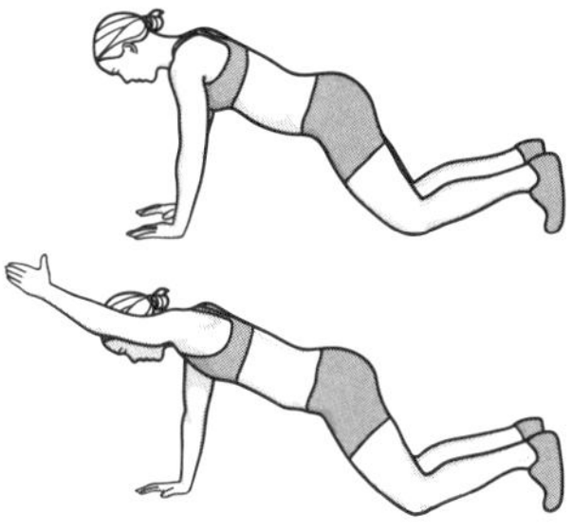

1 Frontstütz mit Armheben, 40 Sek.

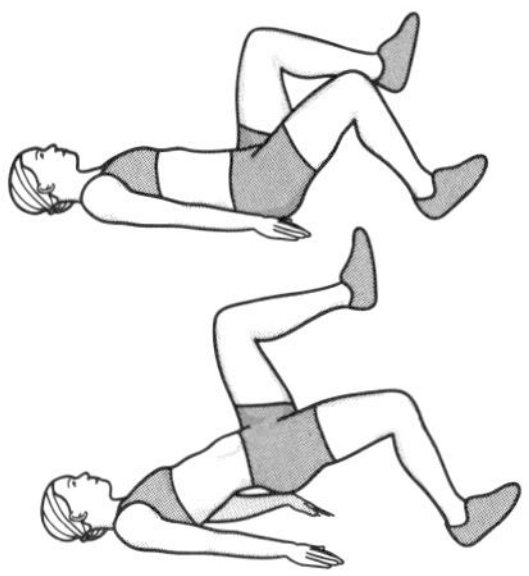

2 Einbeiniges Beckenheben, 20 Wdh.

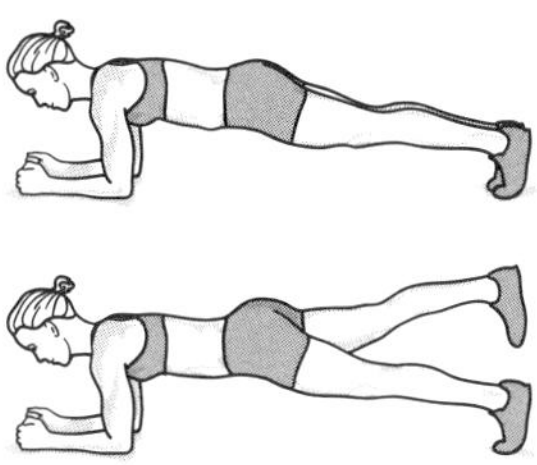

3 Unterarmstütz mit wechselndem Beinanheben, 40 Sek.

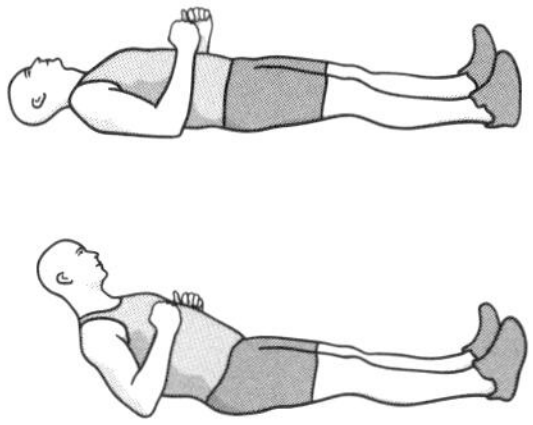

4 Latdrücken in Rückenlage, 20 Wdh.

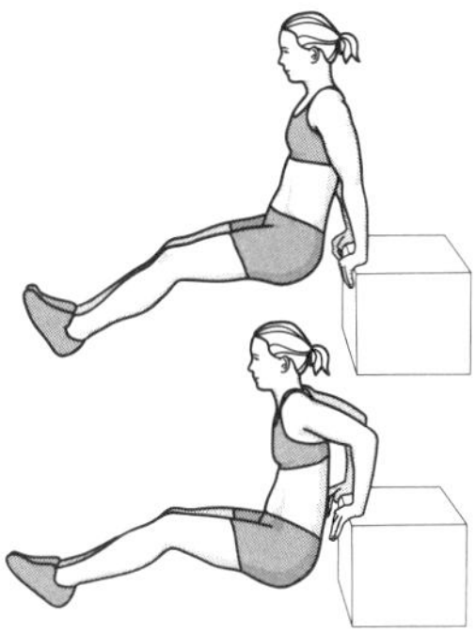

5 Dip, 20 Wdh.

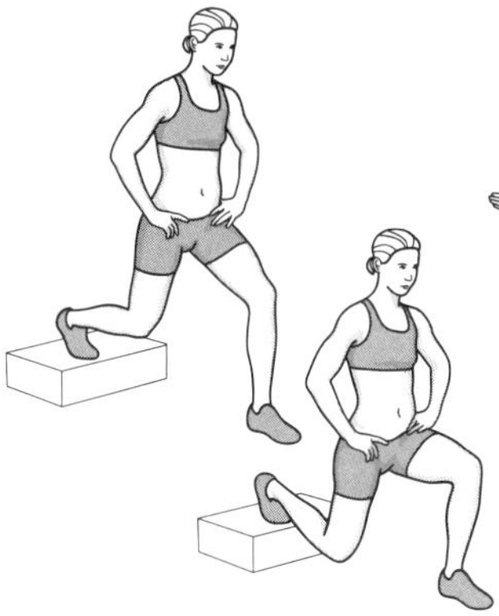

6 Erhöhter Ausfallschritt, 20 Wdh.

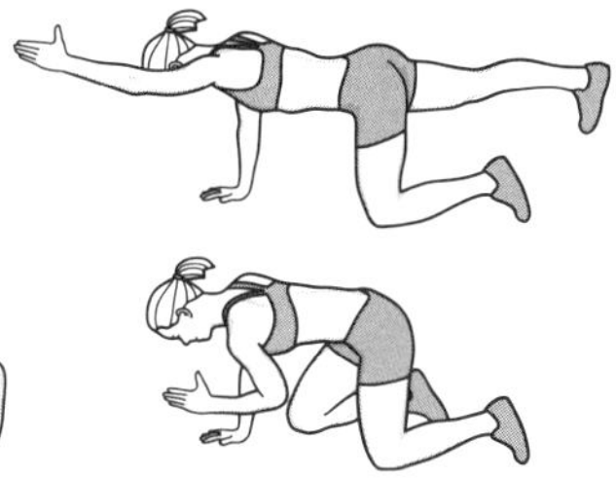

7 Crunch aus dem Vierfüßlerstand, 20 Wdh.

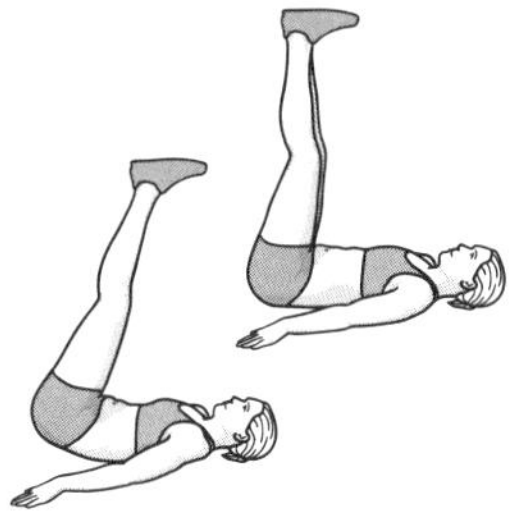

8 Beckenlift, 20 Wdh.

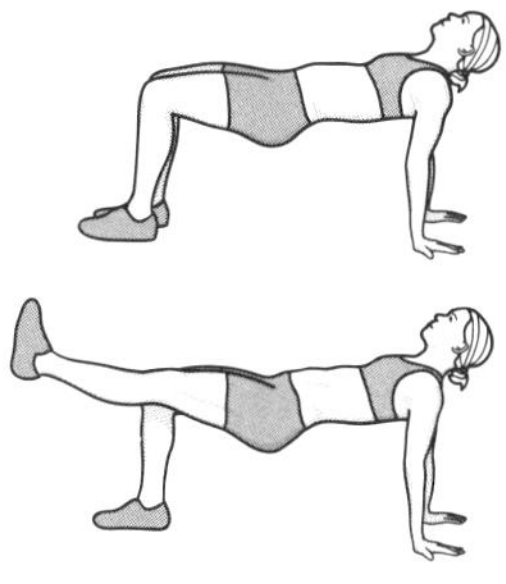

9 Brücke mit wechselndem Beinstrecken, 40 Sek.

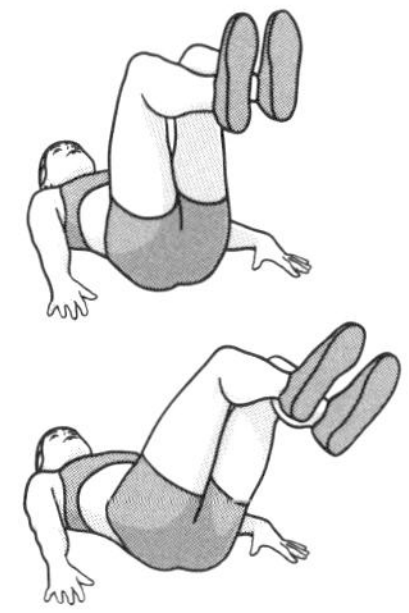

10 Liegende Rumpfrotation mit angewinkelten Beinen, 40 Sek.

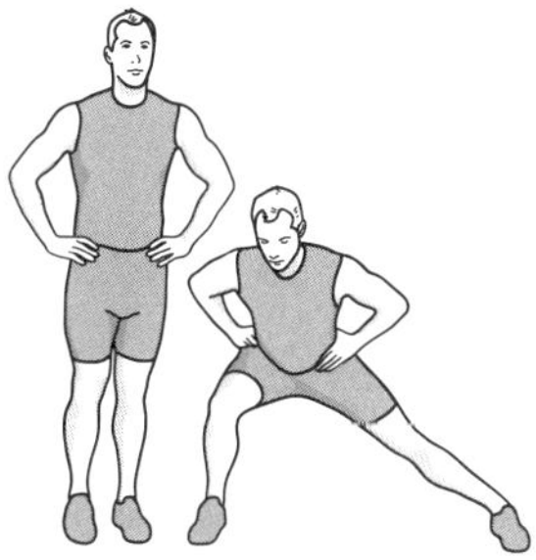

11 Seitlicher Ausfallschritt, 20 Wdh.

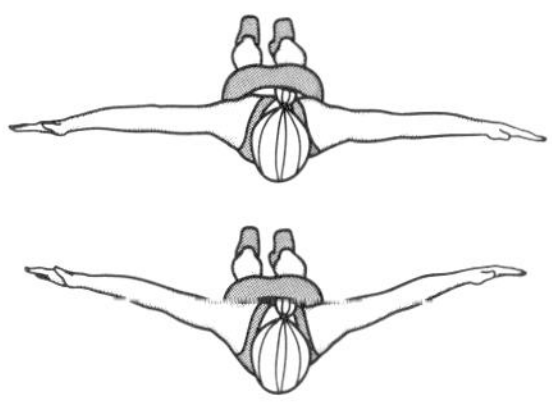

12 Armheben aus der Bauchlage, 20 Wdh.

21 Ganzkörpertraining 1 für Profis

Benötigtes Hilfsmittel: Stuhl oder stabile Kiste
Trainingsdauer: 15 Min.

1 2 **3**

	Übungen	Wiederholungen/ Belastungszeit	Belastungspause in Sek.	Sätze	Intensität	Seite
1	Hampelmann	45 Sek.	15	2	1	120
2	T-Stand mit Beinabduktion	15 Wdh.	15	2	3	130
3	Liegende Rumpfrotation mit gestreckten Beinen	45 Sek.	15	2	3	133
4	Negativer Liegestütz	15 Wdh.	15	2	3	123
5	Ausfallschrittsprung	45 Sek.	15	2	3	122
6	Paddeln in Bauchlage	45 Sek.	15	2	1	128
7	Unterarmstütz mit wechselndem Beinanheben	45 Sek.	15	2	2	128
8	Einbeiniges Beckenheben	15 Wdh.	15	2	1	138

15 Sekunden Pause zwischen jeder Übung
2 Sätze pro Übung

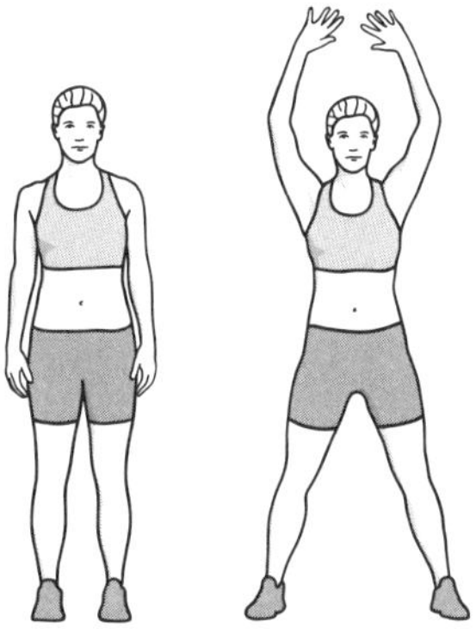

1 Hampelmann, 45 Sek.

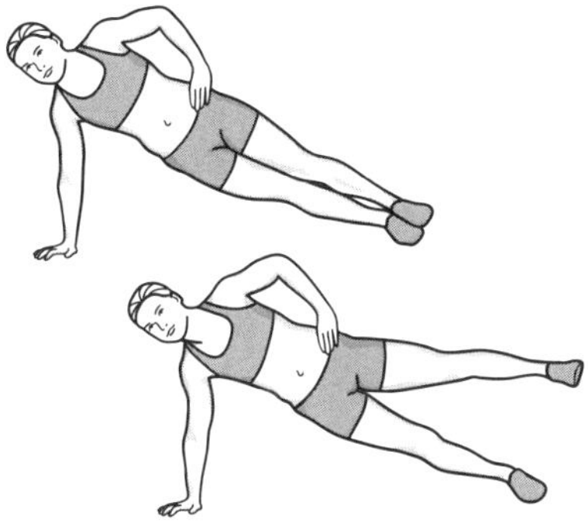

2 T-Stand mit Beinabduktion, 15 Wdh.

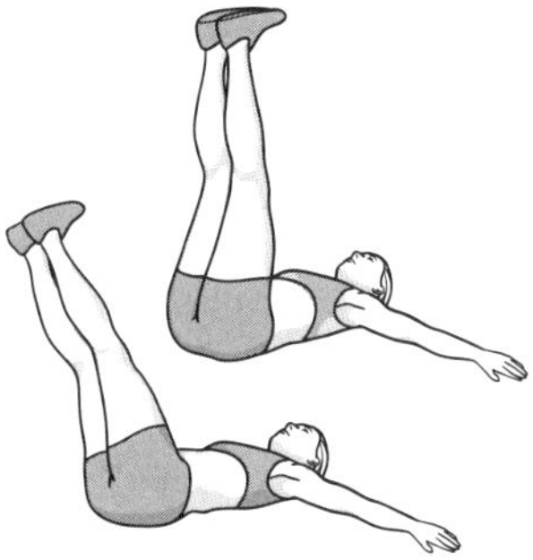

3 Liegende Rumpfrotation mit gestreckten Beinen, 45 Sek.

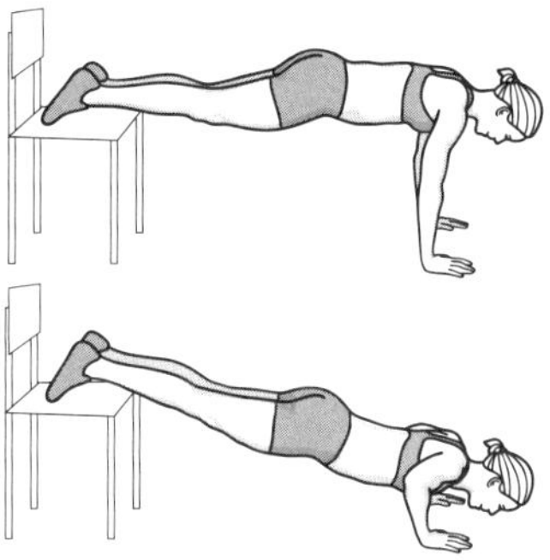

4 Negativer Liegestütz, 15 Wdh.

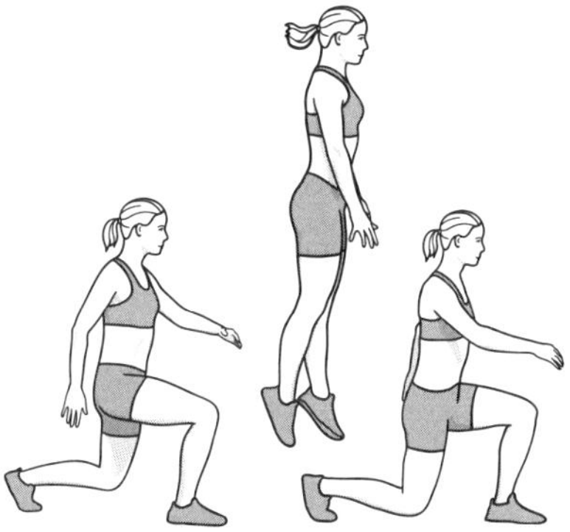

5 Ausfallschrittsprung, 45 Sek.

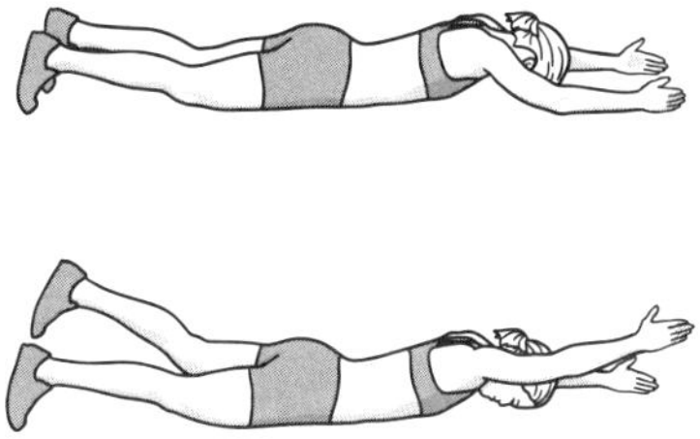

6 Paddeln in Bauchlage, 45 Sek.

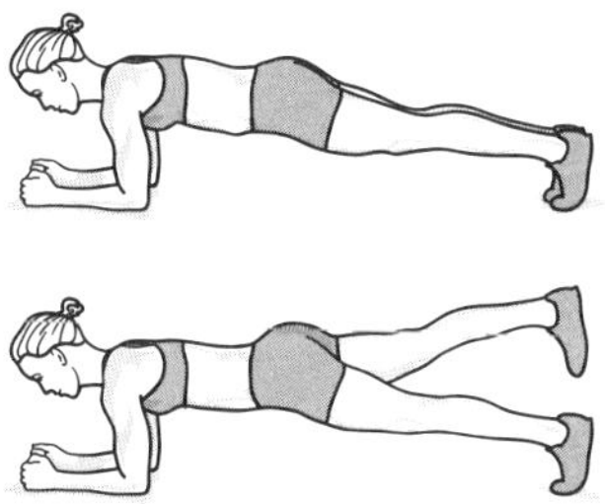

7 Unterarmstütz mit wechselndem Beinanheben, 45 Sek.

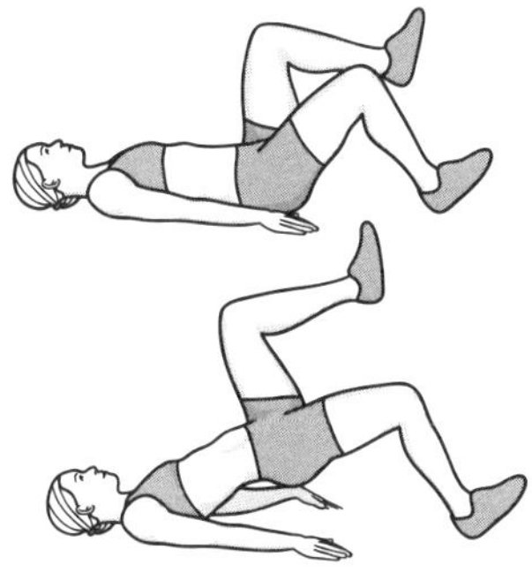

8 Einbeiniges Beckenheben, 15 Wdh.

22 Ganzkörpertraining 2 für Profis

Benötigte Hilfsmittel: Stuhl, stabile Kiste oder Box, Klimmzugstange oder Ast (wenn du im Freien trainierst)
Trainingsdauer: 30 Min.

1 2 **3**

	Übungen	Wiederholungen/ Belastungszeit	Belastungspause in Sek.	Sätze	Intensität	Seite
1	Sprinten auf der Stelle	45 Sek.	20	3	1	120
2	Gestrecktes Beinsenken	15 Wdh.	20	3	3	133
3	Dip	15 Wdh.	20	3	1	123
4	Liegende Rumpfrotation mit gestreckten Beinen	45 Sek.	20	3	3	133
5	Einbeinige Kniebeuge	15 Wdh.	20	3	3	135
6	Klimmzug	15 Wdh.	20	3	3	125
7	Dynamischer Seitstütz	15 Wdh.	20	3	2	129
8	Boxsprung	15 Wdh.	20	3	3	136
9	Liegestütz	15 Wdh.	20	3	2	123
10	Käfer	45 Sek.	20	3	2	131

20 Sekunden Pause zwischen jeder Übung
3 Sätze pro Übung

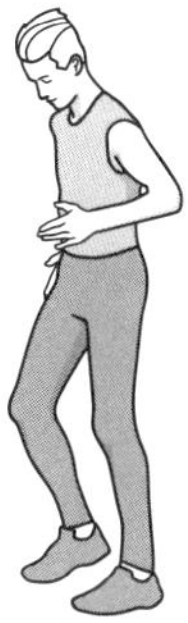

1 Sprinten auf der Stelle, 45 Sek.

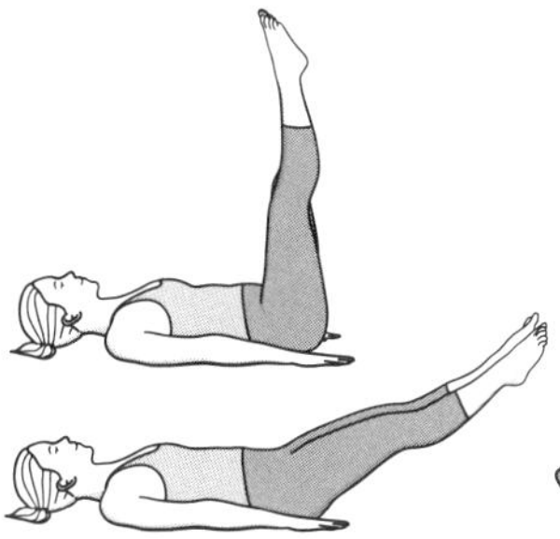

2 Gestrecktes Beinsenken, 15 Wdh.

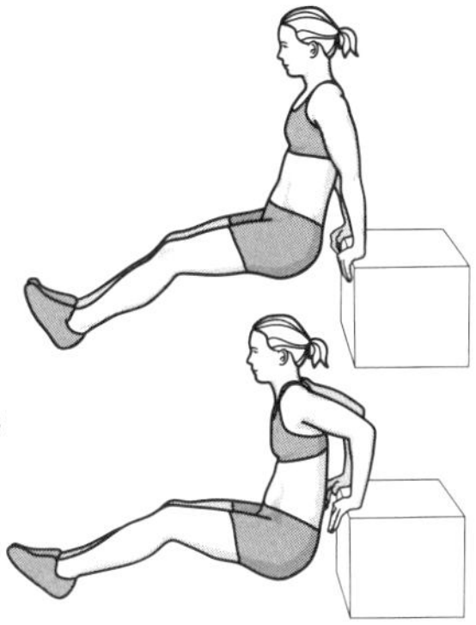

3 Dip, 15 Wdh.

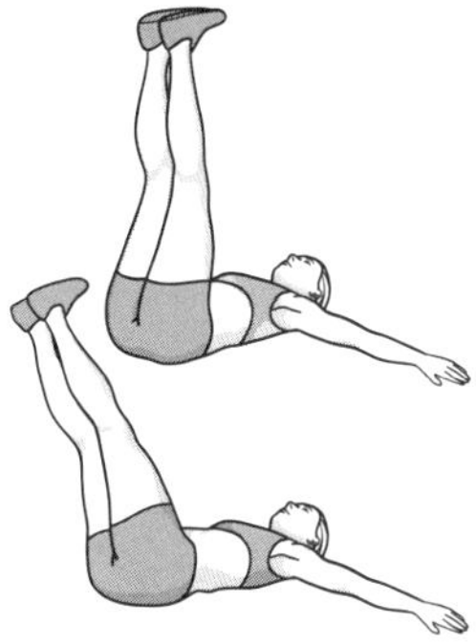

4 Liegende Rumpfrotation mit gestreckten Beinen, 45 Sek.

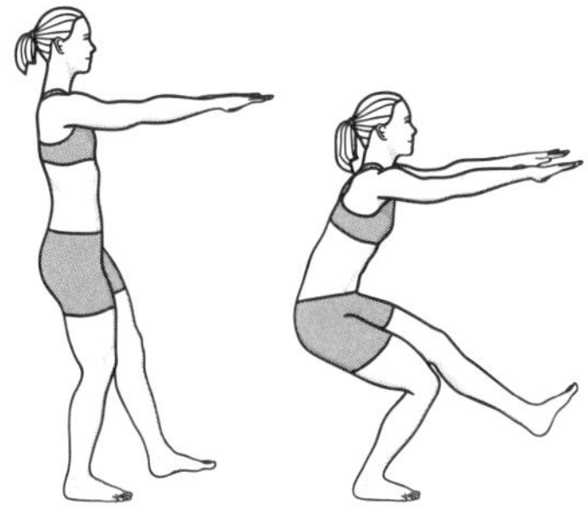

5 Einbeinige Kniebeuge, 15 Wdh.

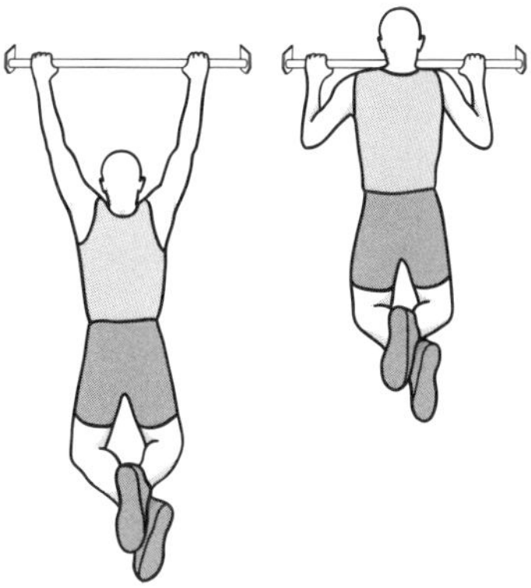

6 Klimmzug, 15 Wdh.

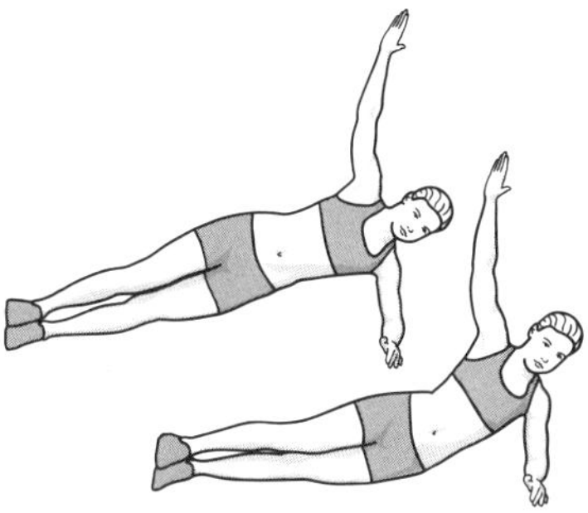

7 Dynamischer Seitstütz, 15 Wdh.

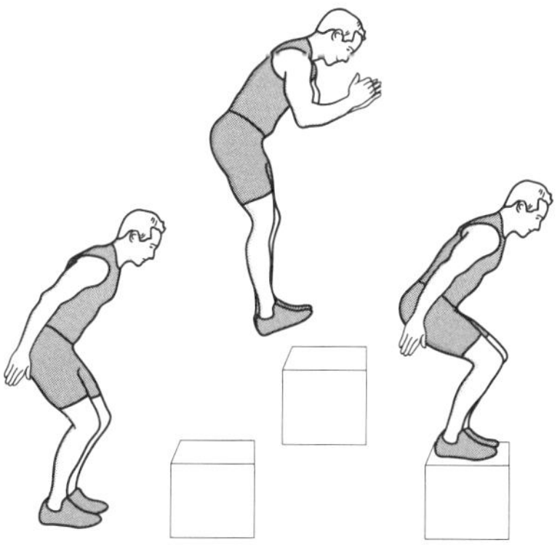

8 Boxsprung, 15 Wdh.

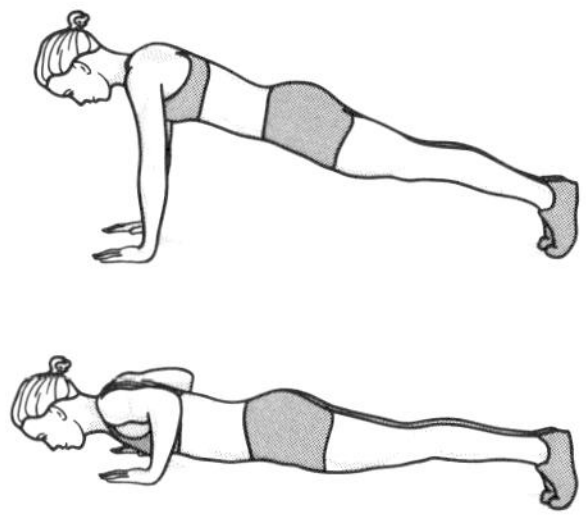

9 Liegestütz, 15 Wdh.

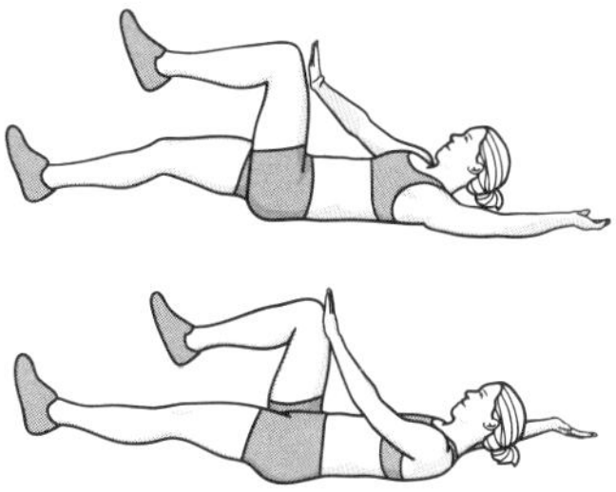

10 Käfer, 45 Sek.

23 Ganzkörpertraining 3 für Profis

Benötigte Hilfsmittel: Handtuch, Stuhl oder stabile Kiste
Trainingsdauer: 30 Min.

1 2 **3**

	Übungen	Wiederholungen/ Belastungszeit	Belastungspause in Sek.	Sätze	Intensität	Seite
1	Gleitender Ausfallschritt	20 Wdh.	20	3	2	136
2	Gleitender Beincurl	20 Wdh.	20	3	1	138
3	Diagonaler Crunch mit Beinanziehen	20 Wdh.	20	3	2	132
4	Unterarmstütz	60 Sek.	20	3	2	126
5	Gleitender seitlicher Ausfallschritt	20 Wdh.	20	3	2	137
6	Negativer Liegestütz	20 Wdh.	20	3	3	123
7	Gleitender Bergsteiger	60 Sek.	20	3	1	128
8	Erhöhtes Beckenheben	20 Wdh.	20	3	1	138

20 Sekunden Pause zwischen jeder Übung
3 Sätze pro Übung

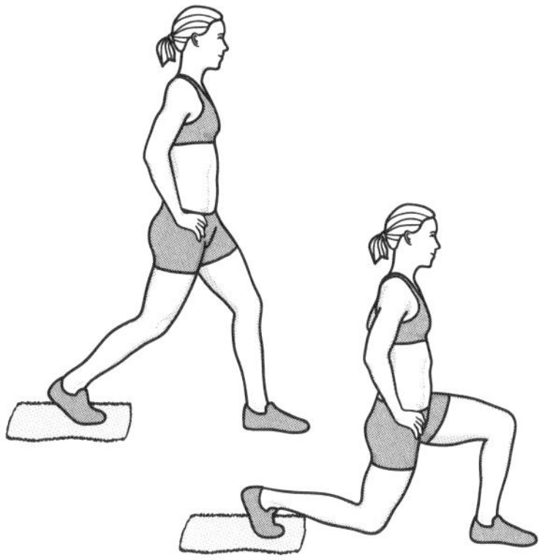

1 Gleitender Ausfallschritt, 20 Wdh.

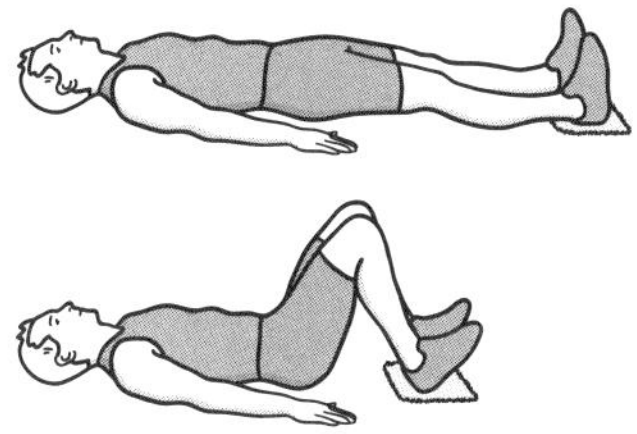

2 Gleitender Beincurl, 20 Wdh.

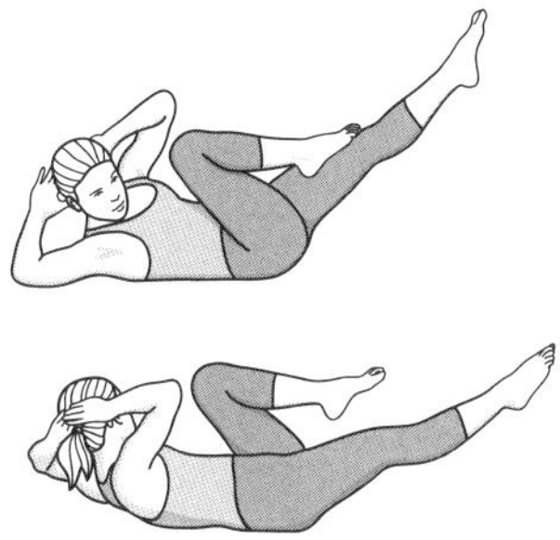

3 Diagonaler Crunch mit Beinanziehen, 20 Wdh.

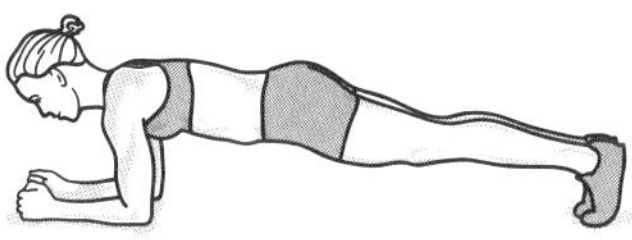

4 Unterarmstütz, 60 Sek.

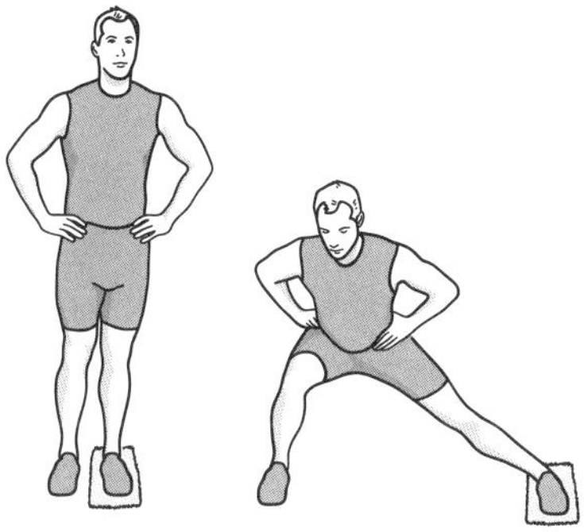

5 Gleitender seitlicher Ausfallschritt, 20 Wdh.

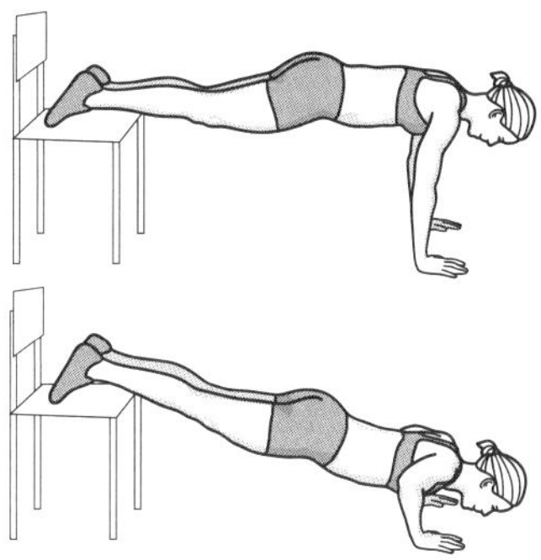

6 Negativer Liegestütz, 20 Wdh.

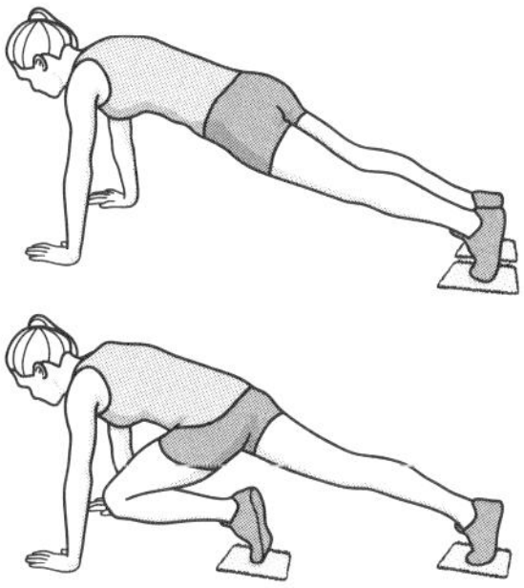

7 Gleitender Bergsteiger, 60 Sek.

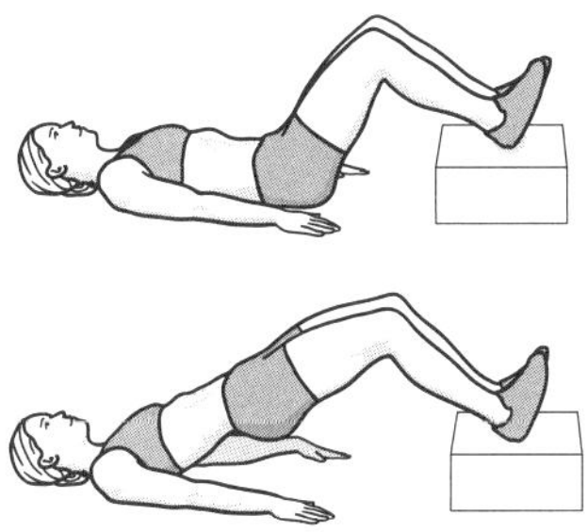

8 Erhöhtes Beckenheben, 20 Wdh.

24 Ganzkörpertraining 4 für Profis

Benötigte Hilfsmittel: Box oder stabile Kiste, Klimmzugstange oder Ast (wenn du im Freien trainierst)
Trainingsdauer: 20 Min.

1 2 3

	Übungen	Wiederholungen/ Belastungszeit	Belastungspause in Sek.	Sätze	Intensität	Seite
1	Klimmzug	15 Wdh.	20	4	3	125
2	Boxsprung	15 Wdh.	20	4	3	136
3	Liegestütz	15 Wdh.	20	4	2	123
4	Käfer	45 Sek.	20	4	2	131
5	Ausfallschrittsprung	45 Sek.	20	4	3	122

20 Sekunden Pause zwischen jeder Übung
4 Sätze pro Übung

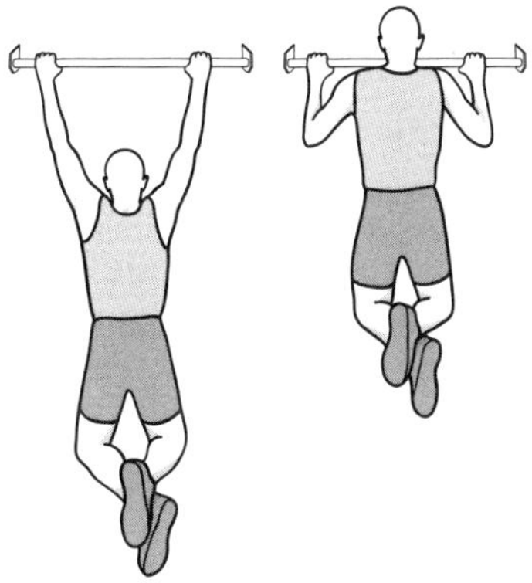

1 Klimmzug, 15 Wdh.

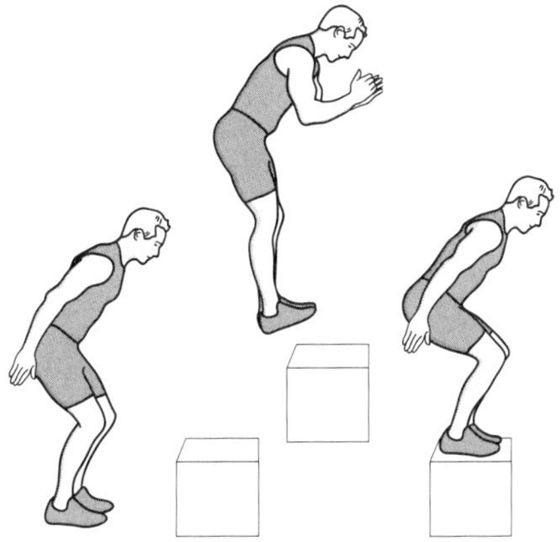

2 Boxsprung, 15 Wdh.

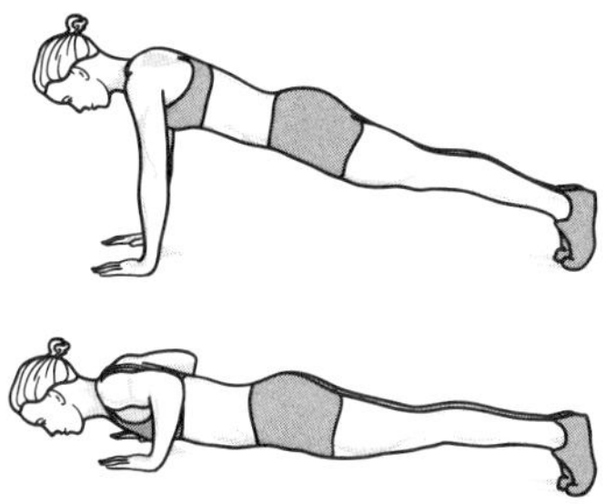

3 Liegestütz, 15 Wdh.

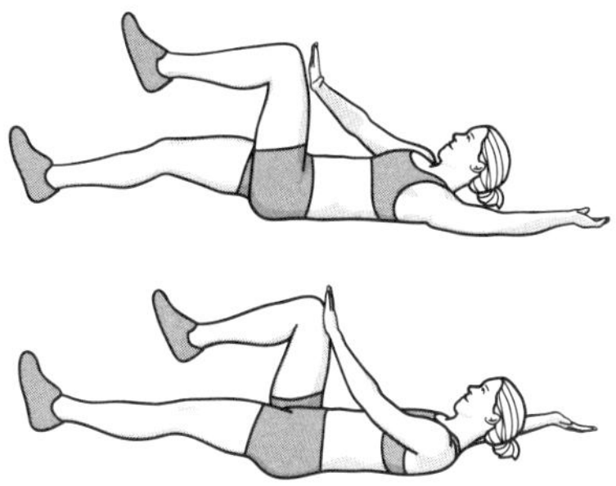

4 Käfer, 45 Sek.

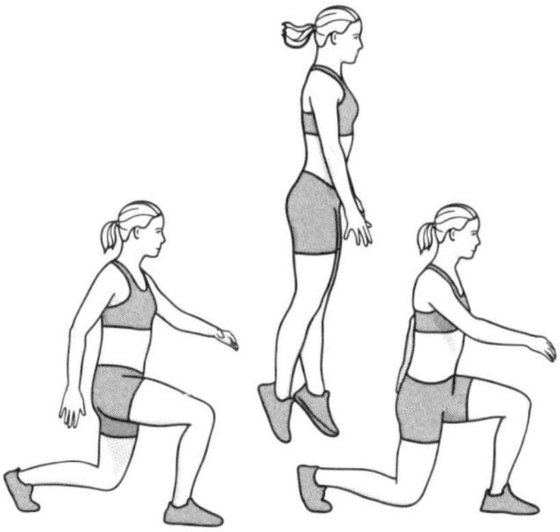

5 Ausfallschrittsprung, 45 Sek.

25 Ganzkörpertraining 5 für Profis

Benötigtes Hilfsmittel: Stuhl oder stabile Kiste
Trainingsdauer: 40 Min.

1 2 **3**

	Übungen	Wiederholungen/ Belastungszeit	Belastungspause in Sek.	Sätze	Intensität	Seite
1	Hampelmann	60 Sek.	20	3	1	120
2	Unterarmstütz mit wechselndem Beinanheben	60 Sek.	20	3	2	128
3	T-Stand mit Beinabduktion	20 Wdh.	20	3	3	130
4	Hohe Wechselsprünge mit Überkreuzen	60 Sek.	20	3	1	121
5	Crunch aus dem Vierfüßlerstand	20 Wdh.	20	3	1	126
6	Schwimmer	60 Sek.	20	3	1	124
7	Ausfallschrittsprung	60 Sek.	20	3	3	122
8	Dip	20 Wdh.	20	3	1	123
9	Kniebeugensprung	60 Sek.	20	3	1	121
10	Liegestütz	20 Wdh.	20	3	2	123

20 Sekunden Pause zwischen jeder Übung
3 Sätze pro Übung

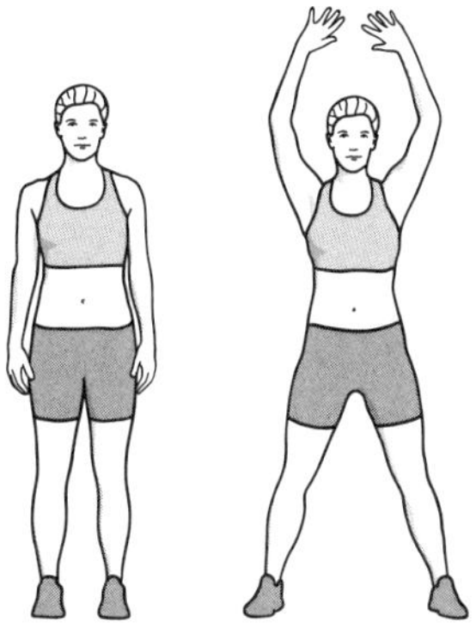

1 Hampelmann, 60 Sek.

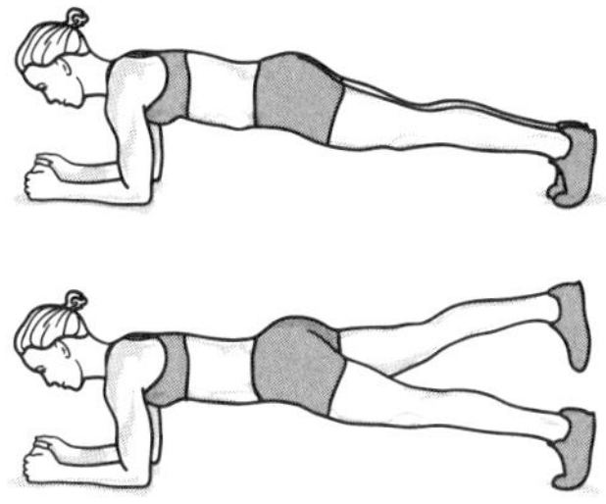

2 Unterarmstütz mit wechselndem Beinanheben, 60 Sek.

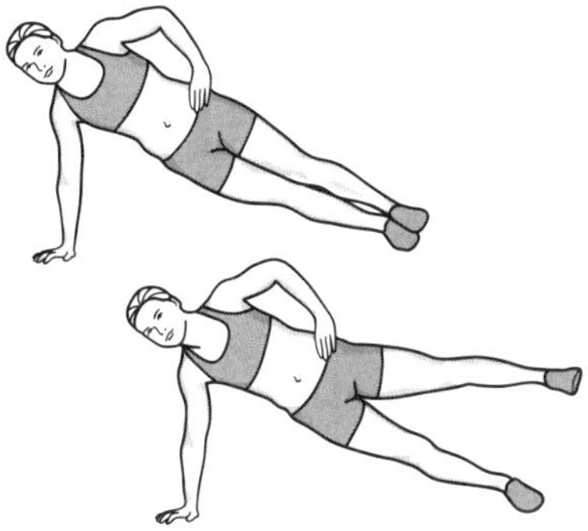

3 T-Stand mit Beinabduktion, 20 Wdh.

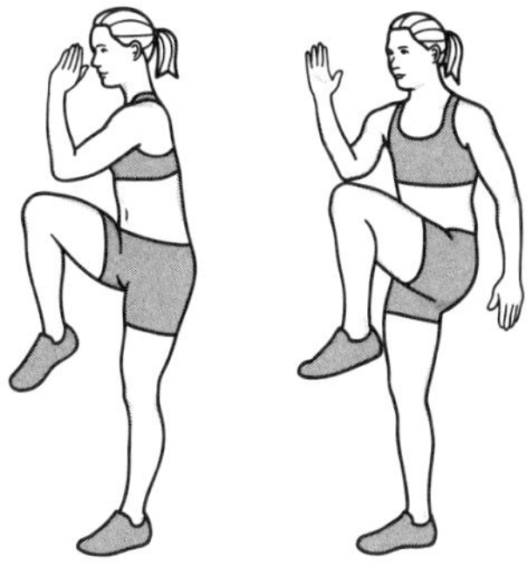

4 Hohe Wechselsprünge mit Überkreuzen, 60 Sek.

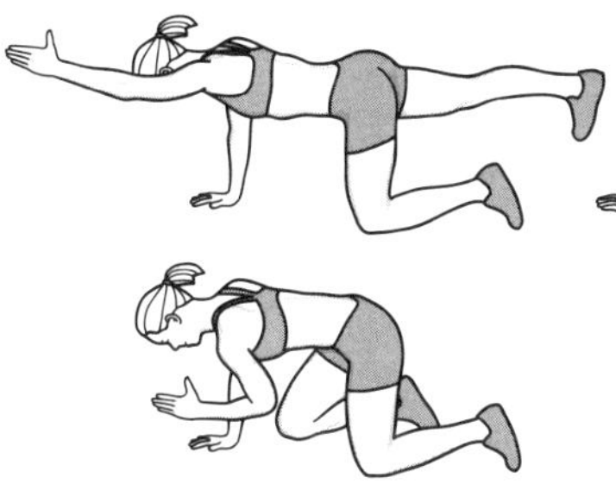

5 Crunch aus dem Vier-füßlerstand, 20 Wdh.

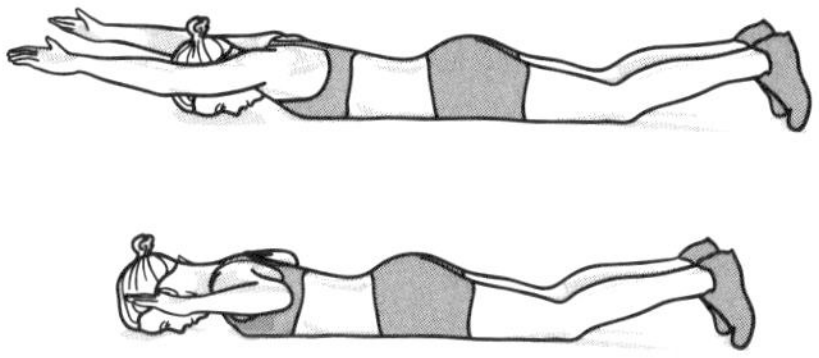

6 Schwimmer, 60 Sek.

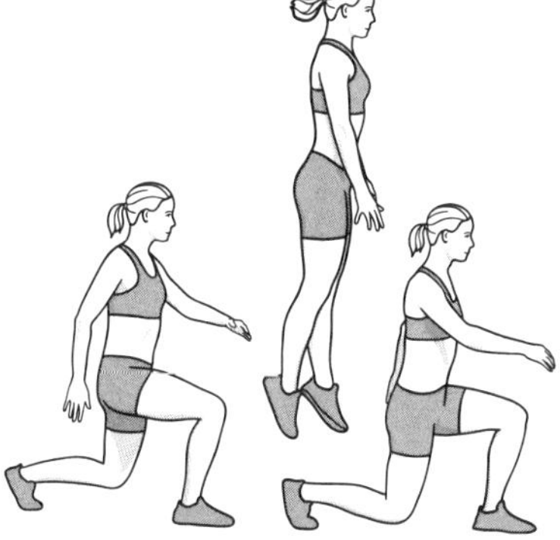

7 Ausfallschrittsprung, 60 Sek.

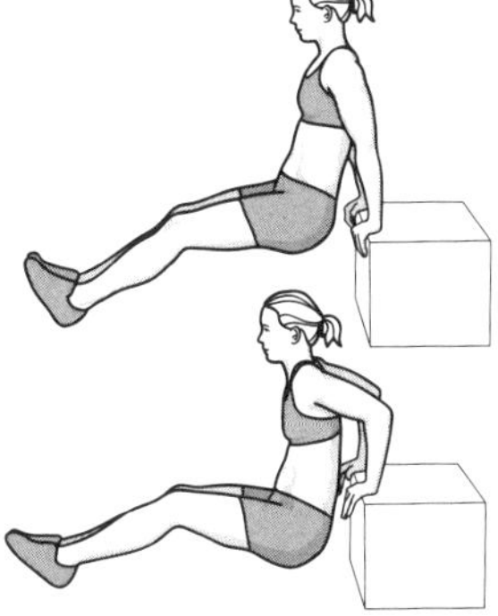

8 Dip, 20 Wdh.

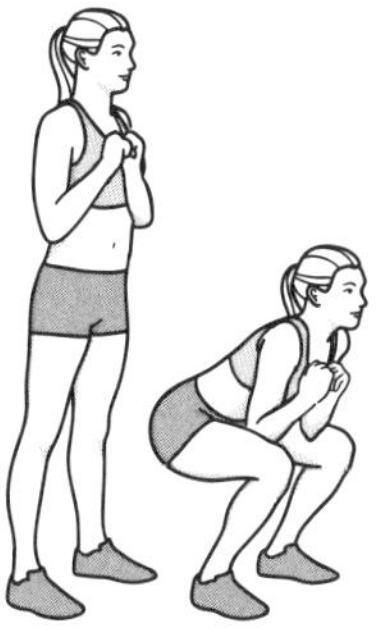

9 Kniebeugensprung, 60 Sek.

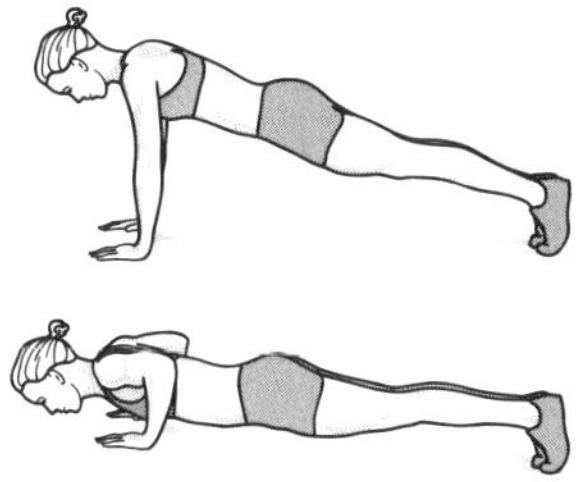

10 Liegestütz, 20 Wdh.

26 Bauch intensiv 1

Benötigte Hilfsmittel: keine
Trainingsdauer: 15 Min.

1 2 3

	Übungen	Wiederholungen/ Belastungszeit	Belastungspause in Sek.	Sätze	Intensität	Seite
1	Zweipunktvierfüßler	30 Sek.	20	2	1	126
2	Seitstütz mit abgelegten Knien	30 Sek.	20	2	1	129
3	Paddeln in Bauchlage	30 Sek.	20	2	1	128
4	Crunch	20 Wdh.	20	2	1	131
5	Liegende Rumpfrotation mit angewinkelten Beinen	30 Sek.	20	2	1	133
6	Vierfüßlerstand mit angehobenen Knien	30 Sek.	20	2	1	126

20 Sekunden Pause zwischen jeder Übung
2 Sätze pro Übung

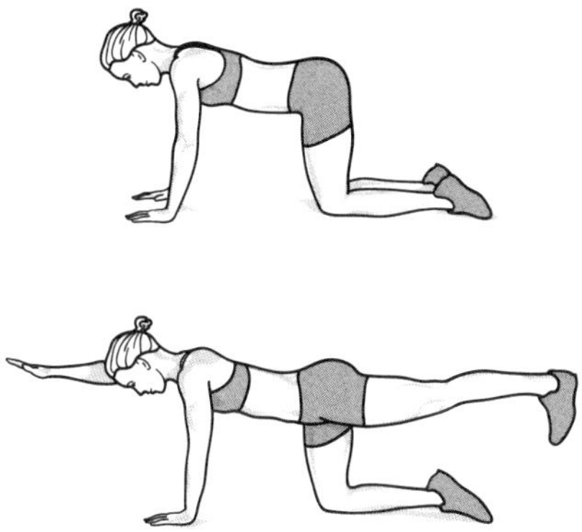

1 Zweipunktvierfüßler, 30 Sek.

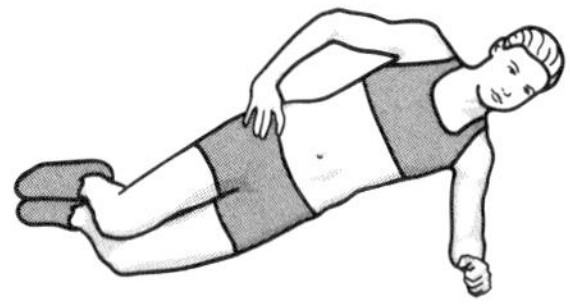

2 Seitstütz mit abgelegten Knien, 30 Sek.

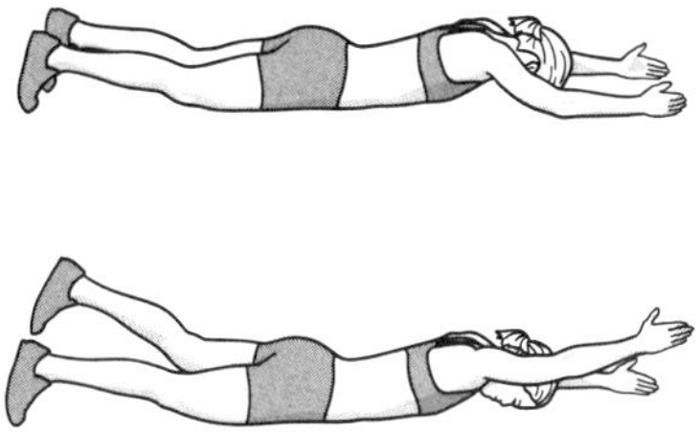

3 Paddeln in Bauchlage, 30 Sek.

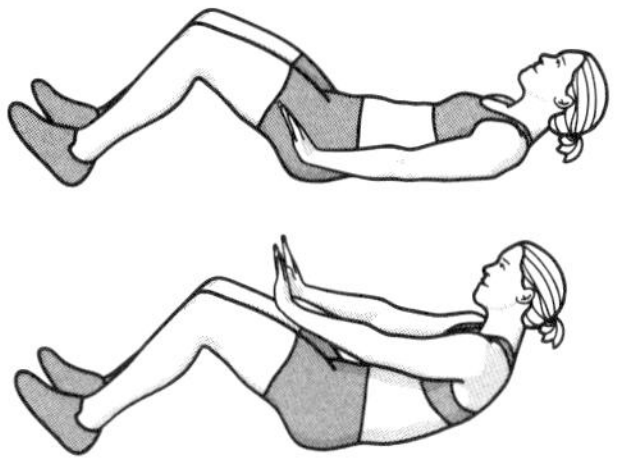

4 Crunch, 20 Wdh.

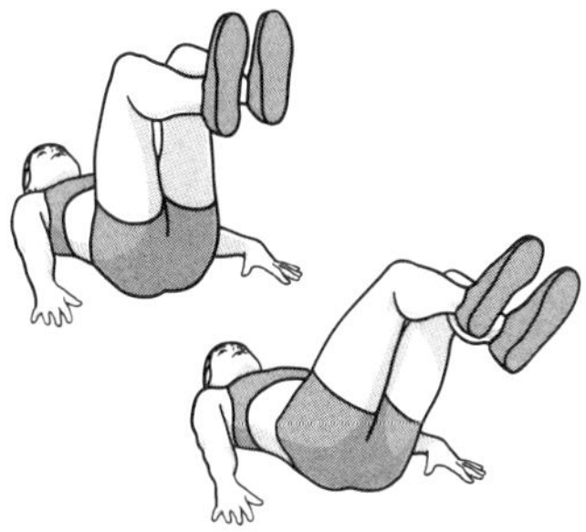

5 Liegende Rumpfrotation mit angewinkelten Beinen, 30 Sek.

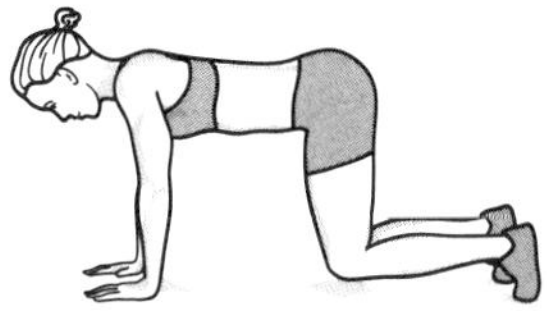

6 Vierfüßlerstand mit angehobenen Knien, 30 Sek.

27 Bauch intensiv 2

Benötigte Hilfsmittel: keine
Trainingsdauer: 15 Min.

1 **2** 3

	Übungen	Wiederholungen/ Belastungszeit	Belastungspause in Sek.	Sätze	Intensität	Seite
1	Unterarmstütz	40 Sek.	20	2	2	126
2	Dynamischer Seitstütz	15 Wdh.	20	2	2	129
3	Paddeln in Bauchlage	40 Sek.	20	2	1	128
4	Käfer	40 Sek.	20	2	2	131
5	Zweipunktstütz	40 Sek.	20	2	2	126
6	Liegende Rumpfrotation mit angewinkelten Beinen	40 Sek.	20	2	1	133

20 Sekunden Pause zwischen jeder Übung
2 Sätze pro Übung

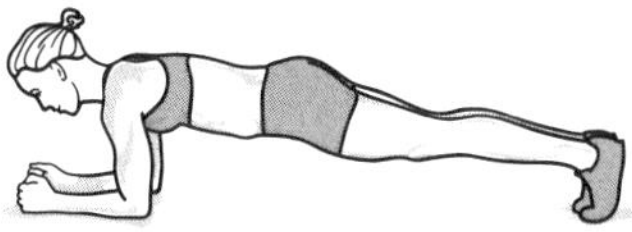

1 Unterarmstütz, 40 Sek.

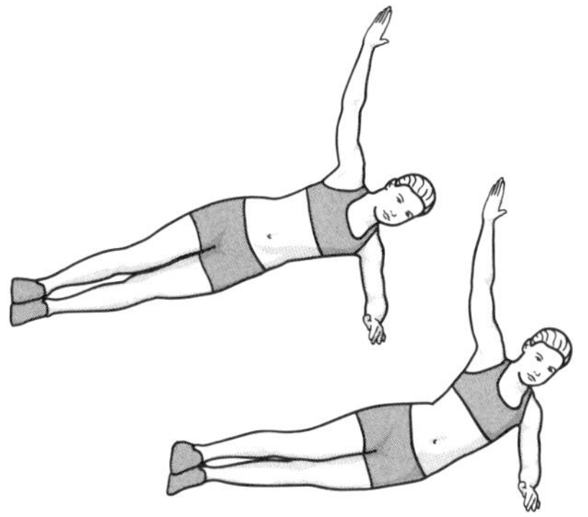

2 Dynamischer Seitstütz, 15 Wdh.

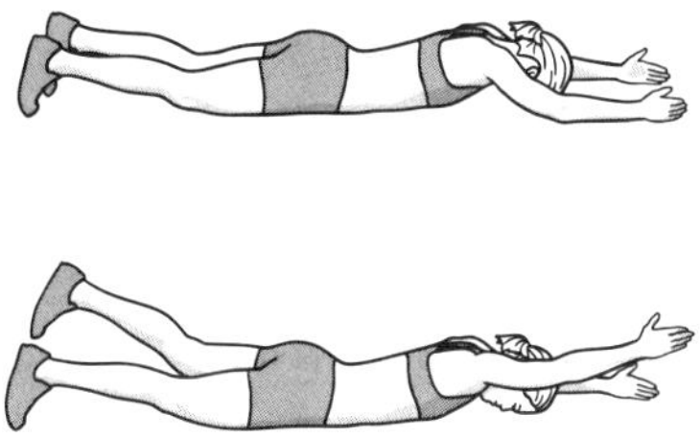

3 Paddeln in Bauchlage, 40 Sek.

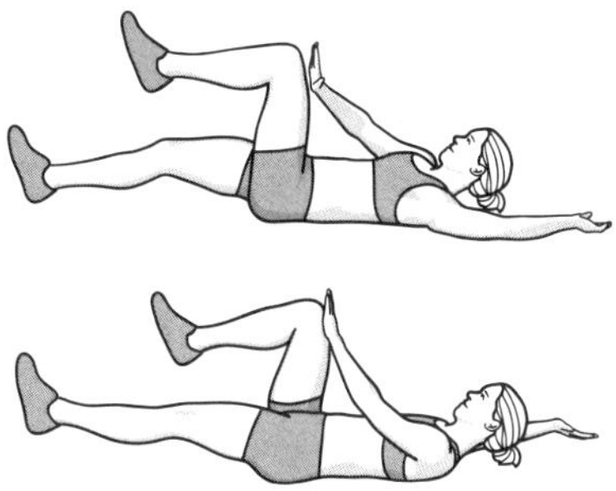

4 Käfer, 40 Sek.

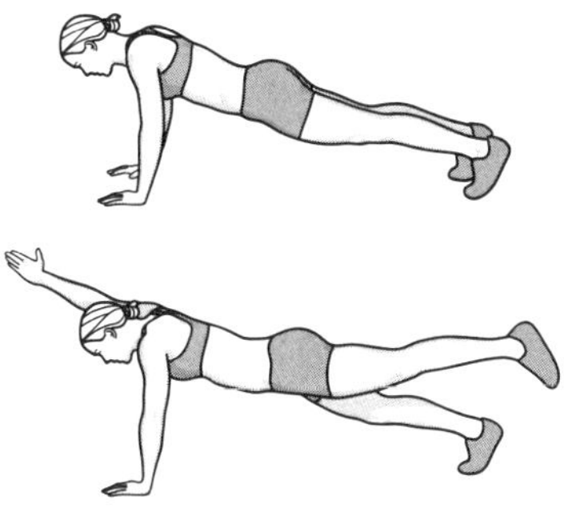

5 Zweipunktstütz, 40 Sek.

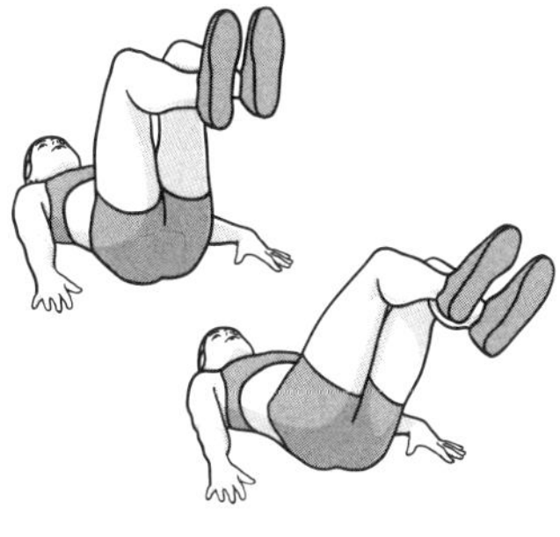

6 Liegende Rumpfrotation mit angewinkelten Beinen, 40 Sek.

28 Bauch intensiv 3

Benötigte Hilfsmittel: keine
Trainingsdauer: 15 Min.

1 2 **3**

	Übungen	Wiederholungen/ Belastungszeit	Belastungspause in Sek.	Sätze	Intensität	Seite
1	Unterarmstütz mit wechselndem Beinanheben	45 Sek.	20	2	2	128
2	T-Stand mit Beinabduktion	20 Wdh.	20	2	3	130
3	Beckenlift	20 Wdh.	20	2	2	132
4	Liegende Rumpfrotation mit gestreckten Beinen	45 Sek.	20	2	3	133
5	Diagonaler Crunch mit Beinanziehen	20 Wdh.	20	2	2	132
6	Gestrecktes Beinsenken	20 Wdh.	20	2	3	133

20 Sekunden Pause zwischen jeder Übung
2 Sätze pro Übung

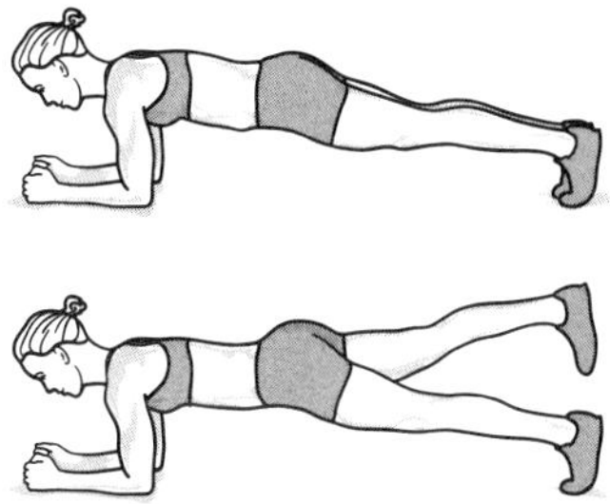

1 Unterarmstütz mit wechselndem Beinanheben, 45 Sek.

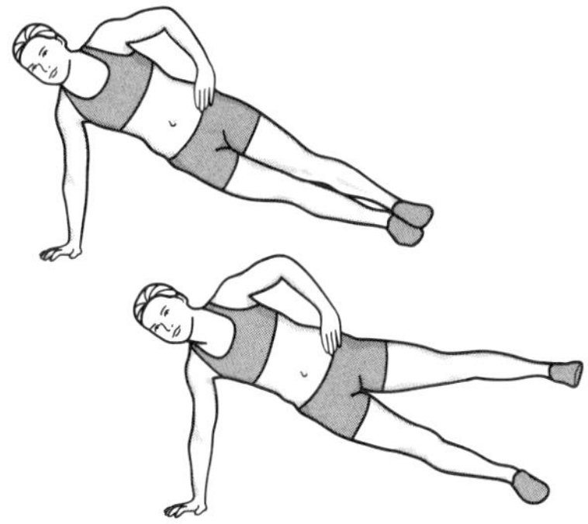

2 T-Stand mit Beinabduktion, 20 Wdh.

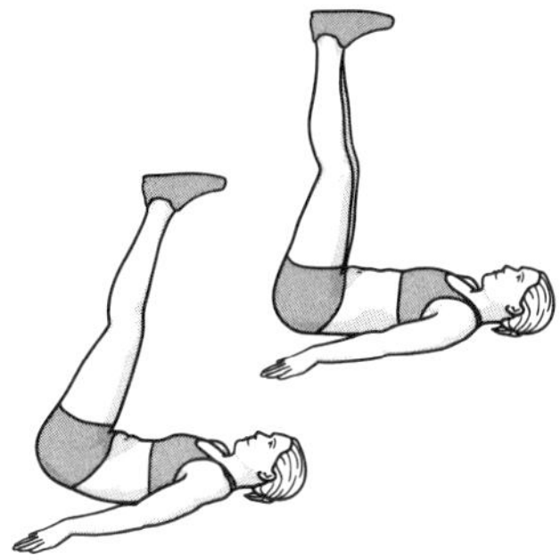

3 Beckenlift, 20 Wdh.

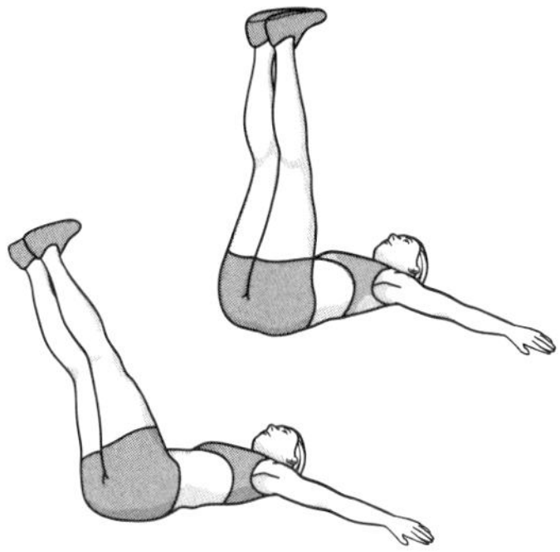

4 Liegende Rumpfrotation mit gestreckten Beinen, 45 Sek.

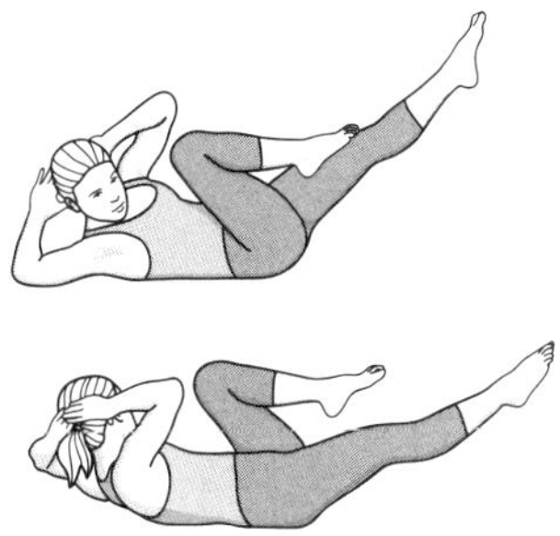

5 Diagonaler Crunch mit Beinanziehen, 20 Wdh.

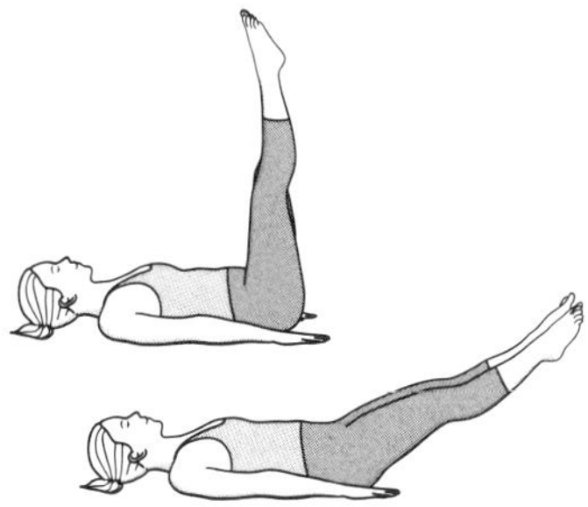

6 Gestrecktes Beinsenken, 20 Wdh.

29 Bauch Beine Po 1

Benötigte Hilfsmittel: keine
Trainingsdauer: 20 Min.

1 2 3

	Übungen	Wiederholungen/ Belastungszeit	Belastungspause in Sek.	Sätze	Intensität	Seite
1	Kniebeuge	20 Wdh.	20	2	1	134
2	Crunch	20 Wdh.	20	2	1	131
3	Seitstütz mit abgelegten Knien	30 Sek.	20	2	1	129
4	Seitlicher Ausfallschritt	20 Wdh.	20	2	1	137
5	Crunch aus dem Vierfüßlerstand	20 Wdh.	20	2	1	126
6	Frontstütz mit Armheben	30 Sek.	20	2	1	127
7	Beckenheben	20 Wdh.	20	2	1	138

20 Sekunden Pause zwischen jeder Übung
2 Sätze pro Übung

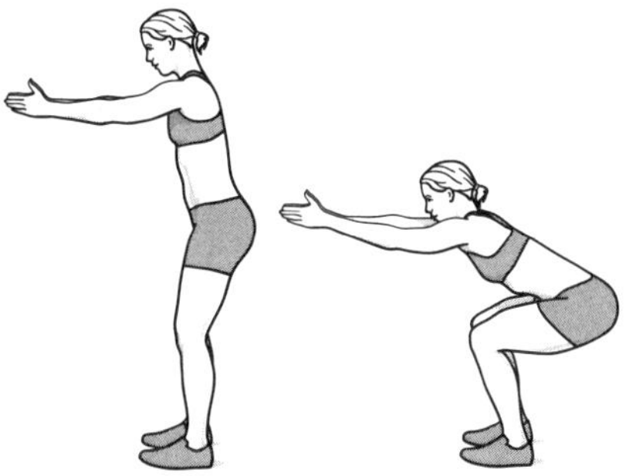

1 Kniebeuge, 20 Wdh.

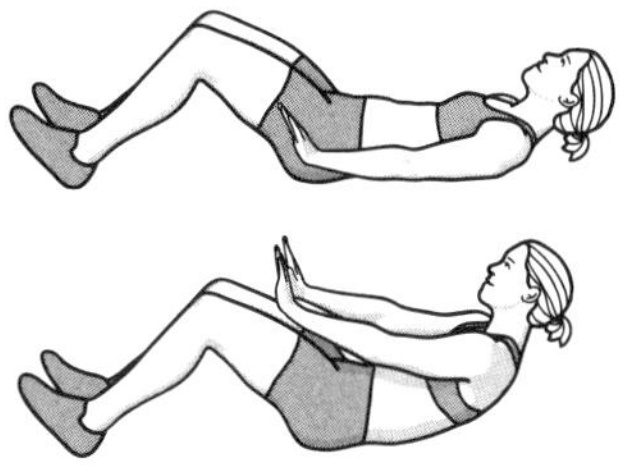

2 Crunch, 20 Wdh.

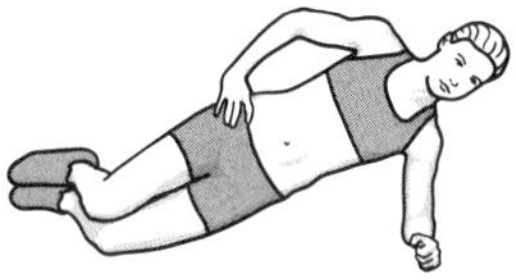

3 Seitstütz mit abgelegten Knien, 30 Sek.

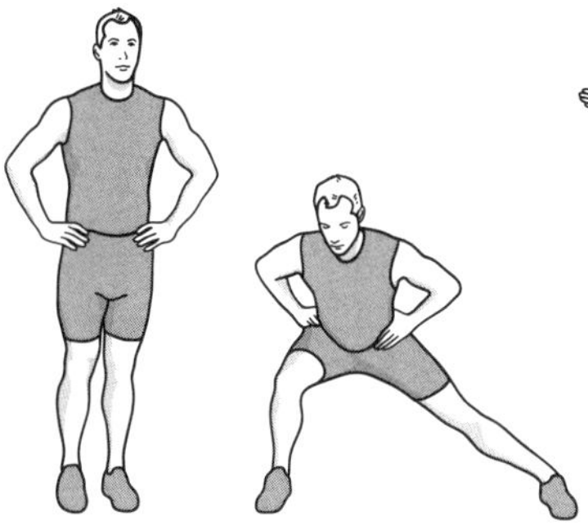

4 Seitlicher Ausfallschritt, 20 Wdh.

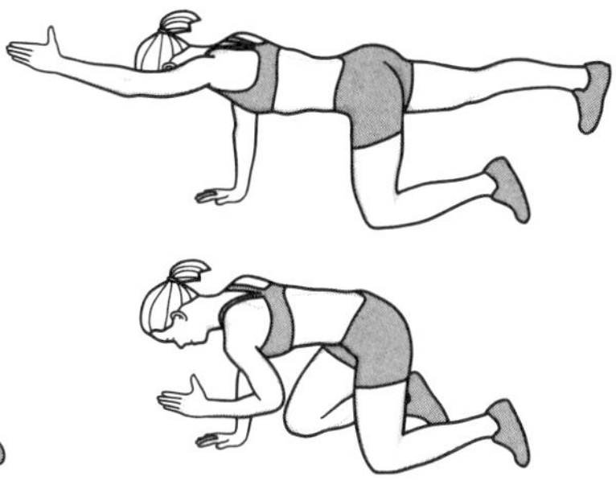

5 Crunch aus dem Vierfüßlerstand, 20 Wdh.

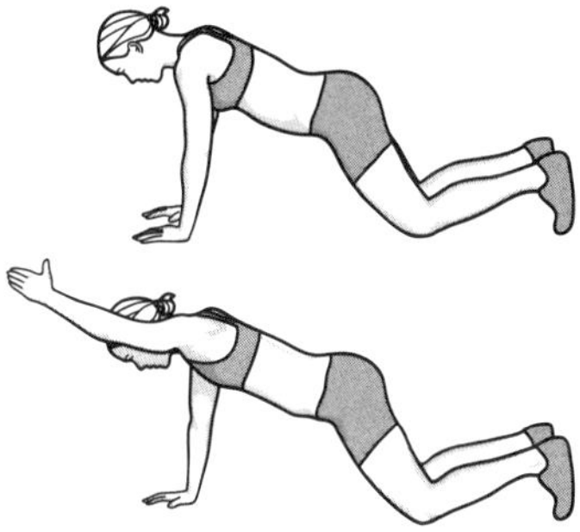

6 Frontstütz mit Armheben, 30 Sek.

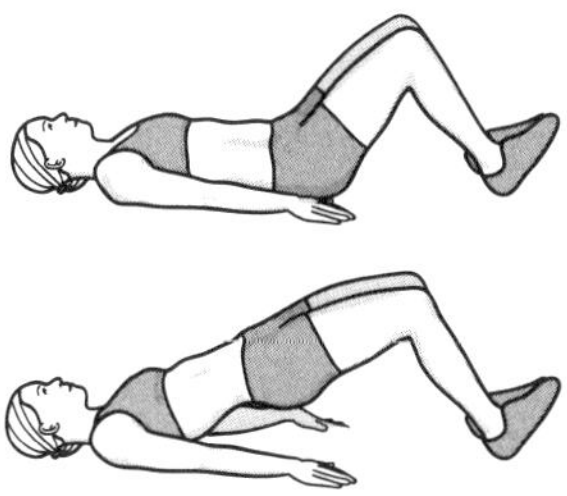

7 Beckenheben, 20 Wdh.

30 Bauch Beine Po 2

Benötigtes Hilfsmittel: Handtuch
Trainingsdauer: 20 Min.

1 2 3

	Übungen	Wiederholungen/ Belastungszeit	Belastungspause in Sek.	Sätze	Intensität	Seite
1	Gleitender Ausfallschritt	20 Wdh.	20	2	2	136
2	Gleitender Bergsteiger	45 Sek.	20	2	1	128
3	Gleitender Beincurl	20 Wdh.	20	2	1	138
4	Seitstütz mit Hüftrotation	20 Wdh.	20	2	2	130
5	Käfer	45 Sek.	20	2	2	131
6	Gleitender seitlicher Ausfallschritt	20 Wdh.	20	2	2	137

20 Sekunden Pause zwischen jeder Übung
2 Sätze pro Übung

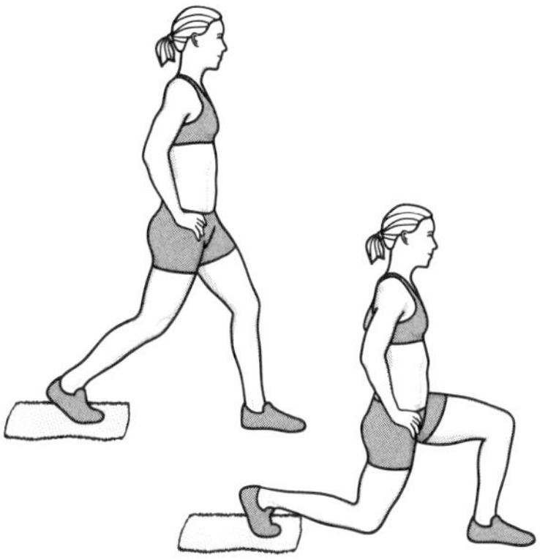

1 Gleitender Ausfallschritt, 20 Wdh.

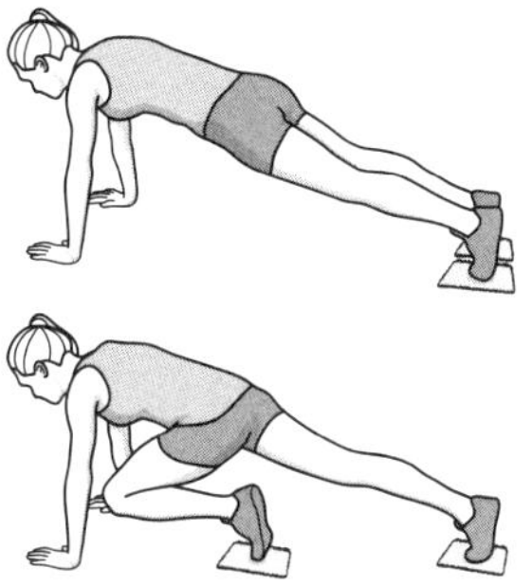

2 Gleitender Bergsteiger, 45 Sek.

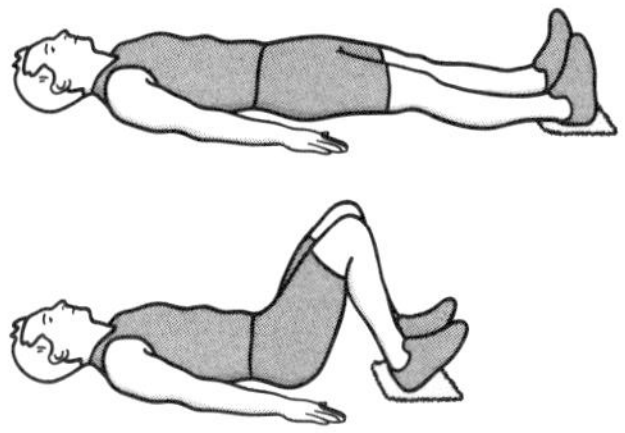

3 Gleitender Beincurl, 20 Wdh.

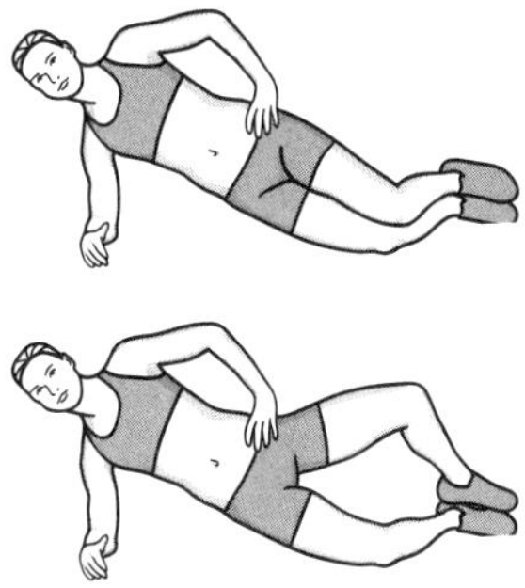

4 Seitstütz mit Hüftrotation, 20 Wdh.

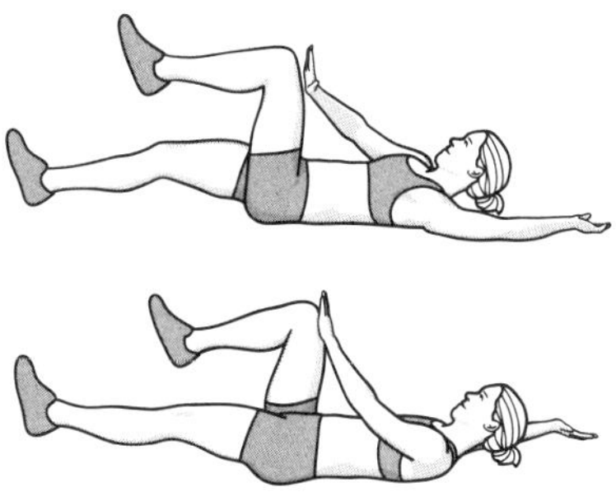

5 Käfer, 45 Sek.

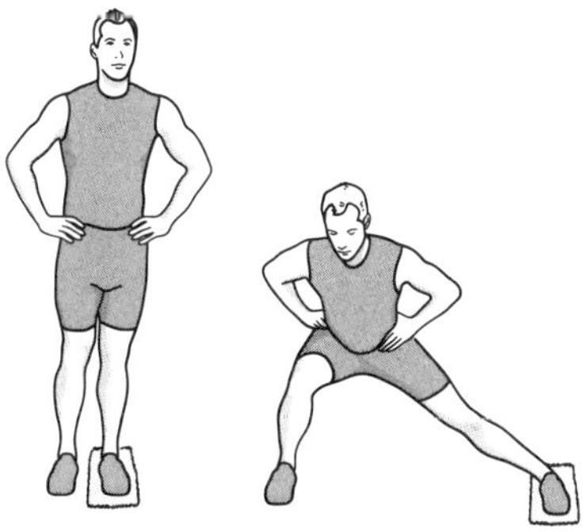

6 Gleitender seitlicher Ausfallschritt, 20 Wdh.

31 Bauch Beine Po 3

Benötigtes Hilfsmittel: Box oder stabile Kiste
Trainingsdauer: 15 Min.

1 2 **3**

	Übungen	Wiederholungen/ Belastungszeit	Belastungspause in Sek.	Sätze	Intensität	Seite
1	Kniebeugensprung	45 Sek.	20	2	1	121
2	Diagonaler Crunch mit Beinanziehen	20 Wdh.	20	2	2	132
3	Seitstütz mit Beinabduktion	20 Wdh.	20	2	2	130
4	Ausfallschrittsprung	45 Sek.	20	2	3	122
5	Unterarmstütz mit abwechselndem Beinanheben	45 Sek.	20	2	2	128
6	Erhöhtes Beckenheben	20 Wdh.	20	2	1	138
7	Gestrecktes Beinsenken	20 Wdh.	20	2	3	133

**20 Sekunden Pause zwischen jeder Übung
2 Sätze pro Übung**

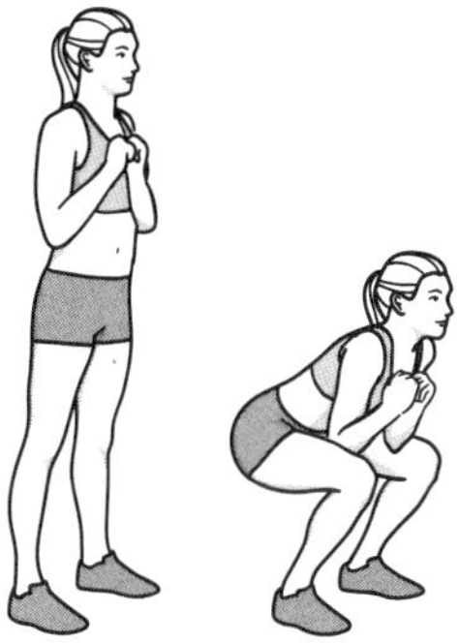

1 Kniebeugensprung, 45 Sek.

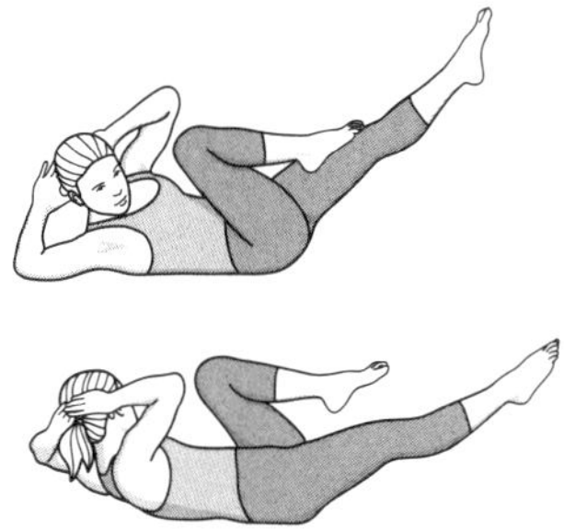

2 Diagonaler Crunch mit Beinanziehen, 20 Wdh.

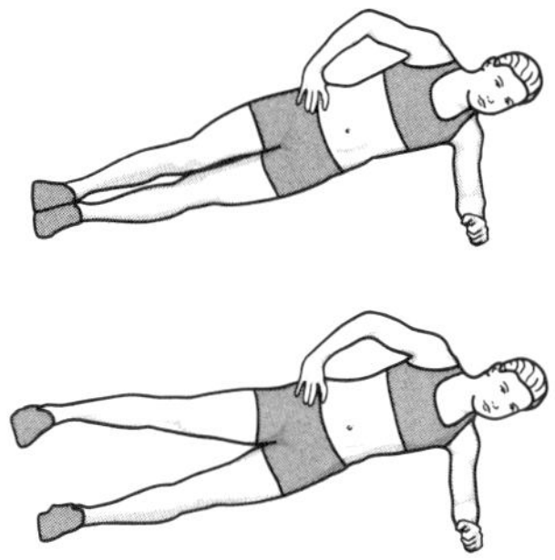

3 Seitstütz mit Beinabduktion, 20 Wdh.

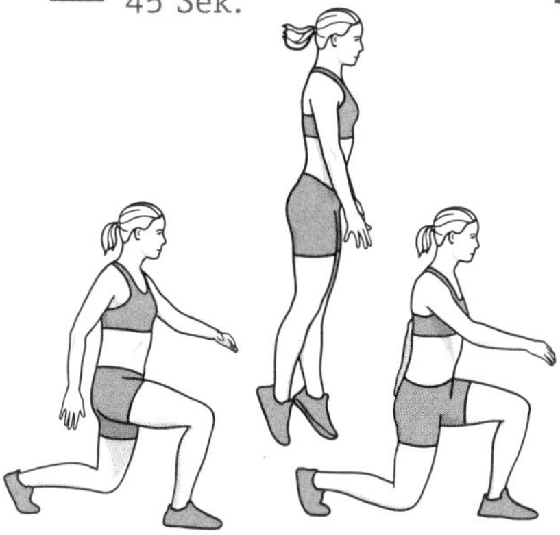

4 Ausfallschrittsprung, 45 Sek.

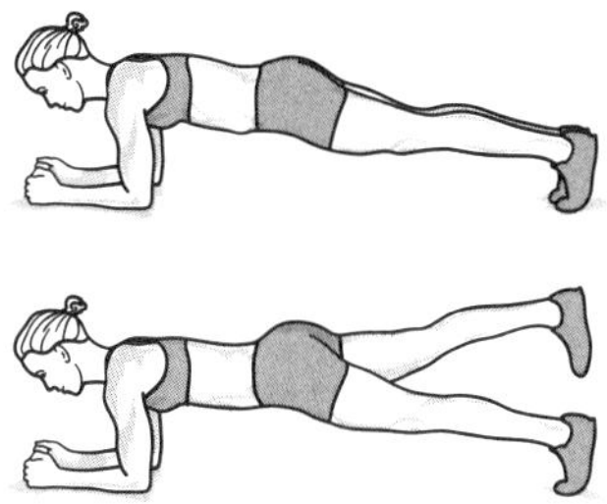

5 Unterarmstütz mit abwechselndem Beinanheben, 45 Sek.

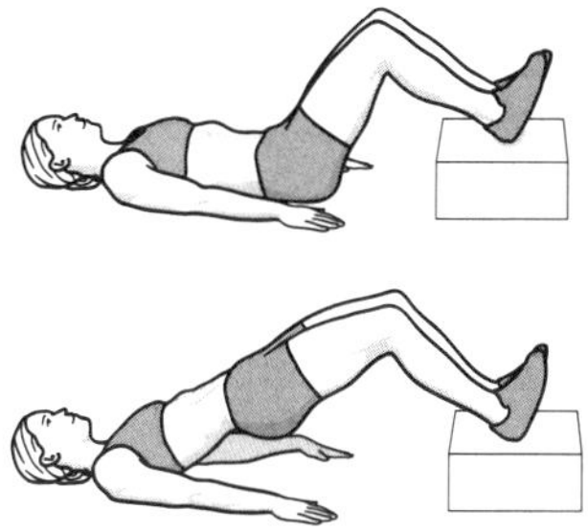

6 Erhöhtes Beckenheben, 20 Wdh.

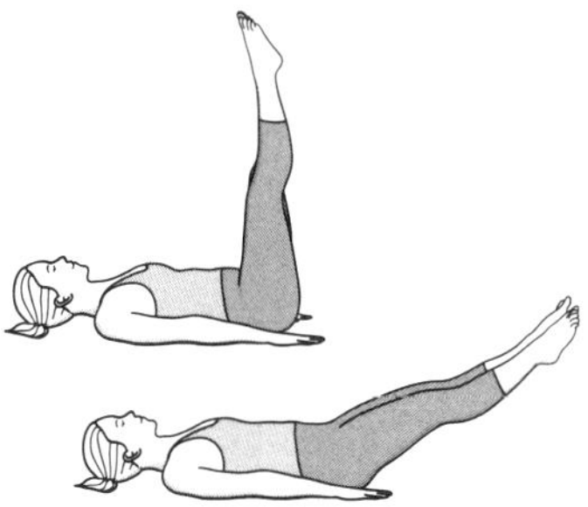

7 Gestrecktes Beinsenken, 20 Wdh.

32 Rücken Spezial 1

Benötigtes Hilfsmittel: Handtuch
Trainingsdauer: 15 Min.

1 2 3

	Übungen	Wiederholungen/ Belastungszeit	Belastungspause in Sek.	Sätze	Intensität	Seite
1	Zweipunktvierfüßler	30 Sek.	20	2	1	126
2	Handtuchziehen über Kopf	30 Sek.	20	2	1	124
3	Armschere in der Kniebeugenposition	30 Sek.	20	2	1	123
4	Seitstütz mit abgelegten Knien	30 Sek.	20	2	1	129
5	Good Morning	15 Wdh.	20	2	1	135
6	Armheben aus der Bauchlage	15 Wdh.	20	2	1	124

20 Sekunden Pause zwischen jeder Übung
2 Sätze pro Übung

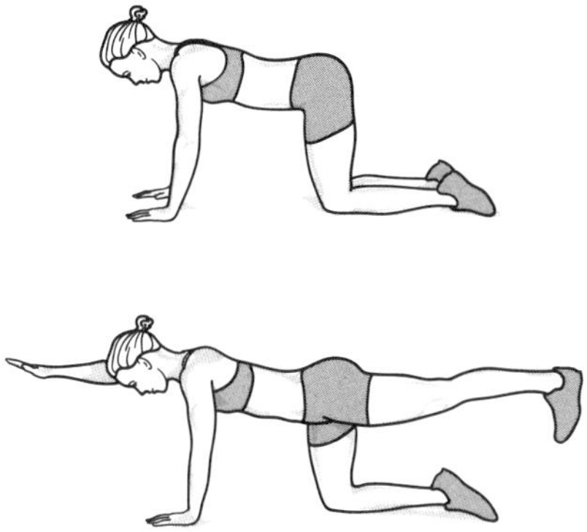

1 Zweipunktvierfüßler, 30 Sek.

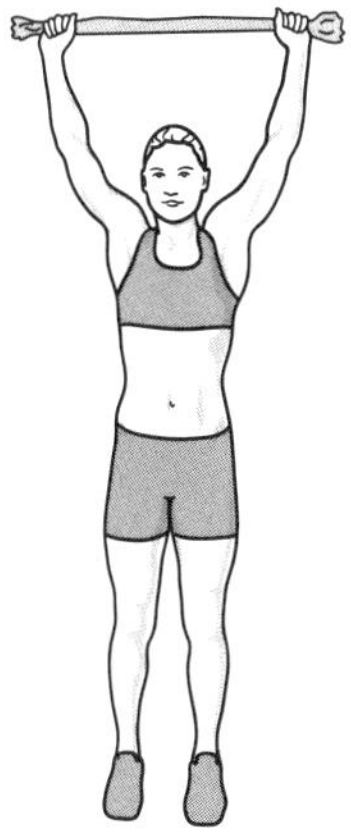

2 Handtuchziehen über Kopf, 30 Sek.

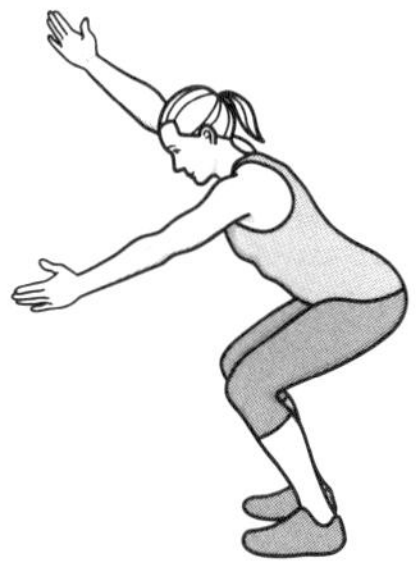

3 Armschere in der Kniebeugenposition, 30 Sek.

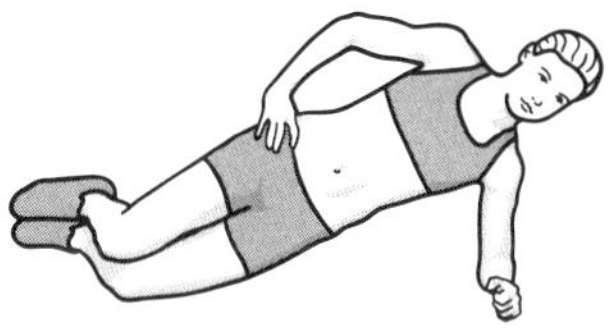

4 Seitstütz mit abgelegten Knien, 30 Sek.

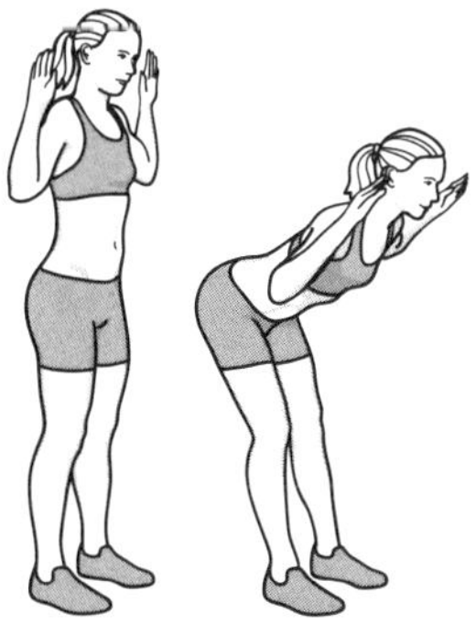

5 Good Morning, 15 Wdh.

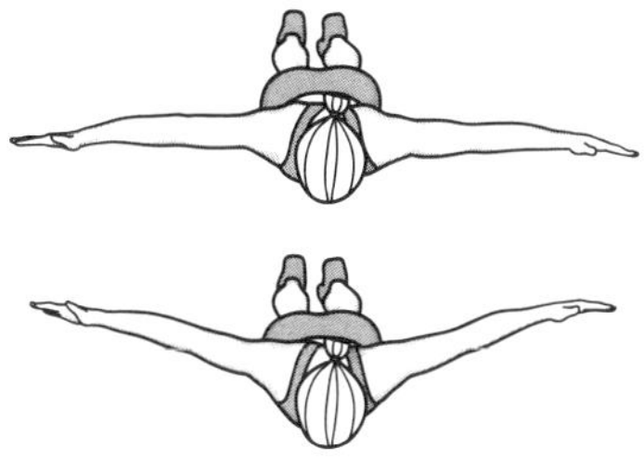

6 Armheben aus der Bauchlage, 15 Wdh.

33 Rücken Spezial 2

Benötigtes Hilfsmittel: Tisch
Trainingsdauer: 15 Min.

1 2 3

	Übungen	Wiederholungen/ Belastungszeit	Belastungspause in Sek.	Sätze	Intensität	Seite
1	Frontstütz mit Armheben	40 Sek.	20	2	1	127
2	Seitstütz	40 Sek.	20	2	2	129
3	Schwimmer	40 Sek.	20	2	1	124
4	Unterarmstütz	40 Sek.	20	2	2	126
5	Latdrücken in Rückenlage	20 Wdh.	20	2	2	125
6	Vierfüßlerstand mit angehobenen Knien	40 Sek.	20	2	1	126
7	Umgekehrtes Rudern am Tisch	20 Wdh.	20	2	2	124

20 Sekunden Pause zwischen jeder Übung
2 Sätze pro Übung

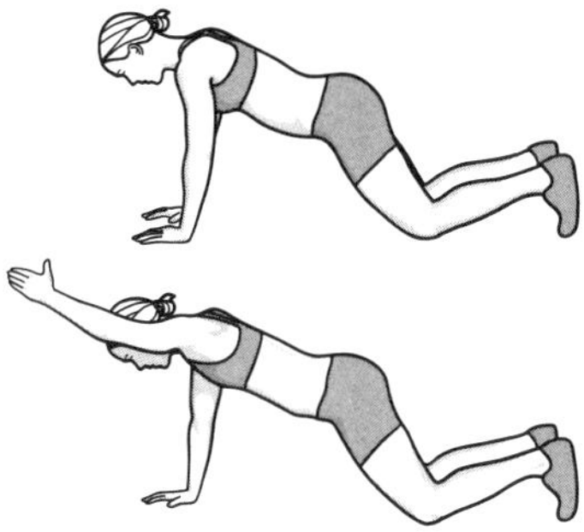

1 Frontstütz mit Armheben, 40 Sek.

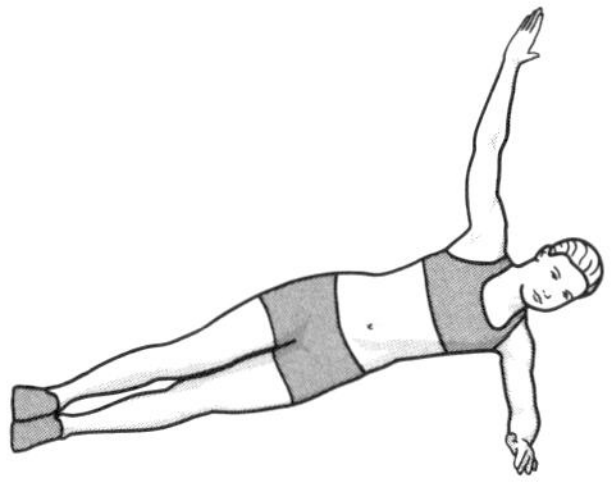

2 Seitstütz, 40 Sek.

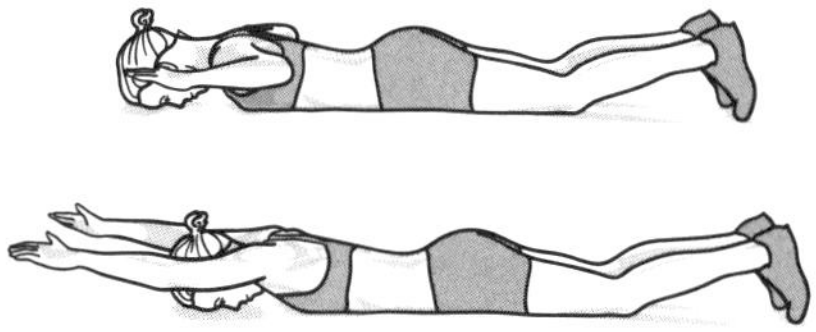

3 Schwimmer, 40 Sek.

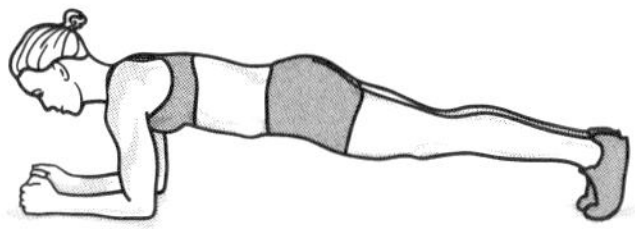

4 Unterarmstütz, 40 Sek.

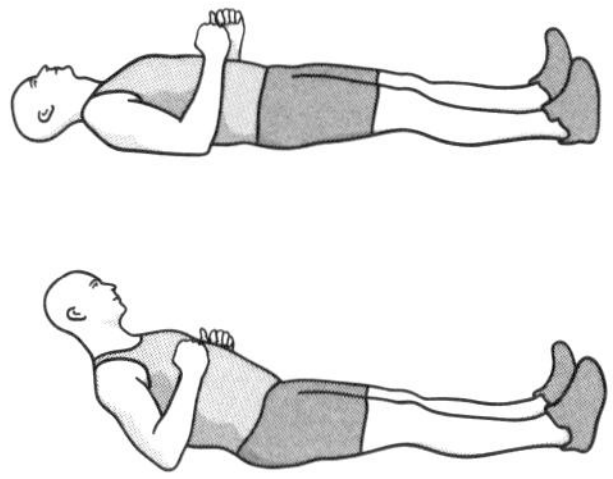

5 Latdrücken in Rückenlage, 20 Wdh.

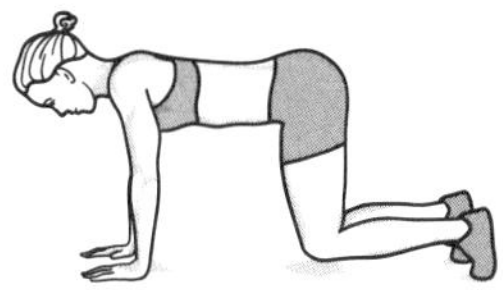

6 Vierfüßlerstand mit angehobenen Knien, 40 Sek.

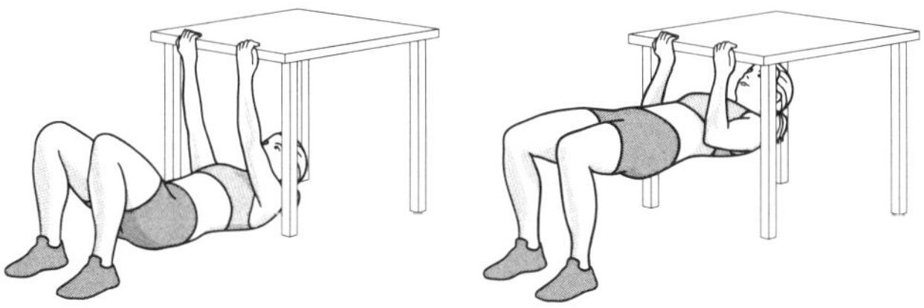

7 Umgekehrtes Rudern am Tisch, 20 Wdh.

34 Rücken Spezial 3

Benötigtes Hilfsmittel: Klimmzugstange oder Ast (wenn du im Freien trainierst)
Trainingsdauer: 20 Min.

1 2 **3**

	Übungen	Wiederholungen/ Belastungszeit	Belastungspause in Sek.	Sätze	Intensität	Seite
1	Zweipunktstütz	45 Sek.	20	2	2	126
2	Seitstütz	45 Sek.	20	2	2	129
3	Klimmzug	15 Wdh.	20	2	3	125
4	Armheben aus der Bauchlage	15 Wdh.	20	2	1	124
5	Liegende Rumpfrotation mit gestreckten Beinen	45 Sek.	20	2	3	133
6	Unterarmstütz mit wechselndem Beinanheben	45 Sek.	20	2	2	128
7	Paddeln in Bauchlage	45 Sek.	20	2	1	128
8	Einbeiniges Beckenheben	15 Wdh.	20	2	1	138

20 Sekunden Pause zwischen jeder Übung
2 Sätze pro Übung

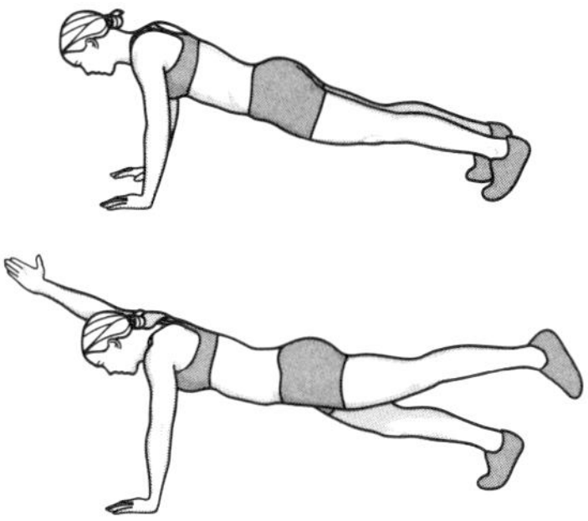

1 Zweipunktstütz, 45 Sek.

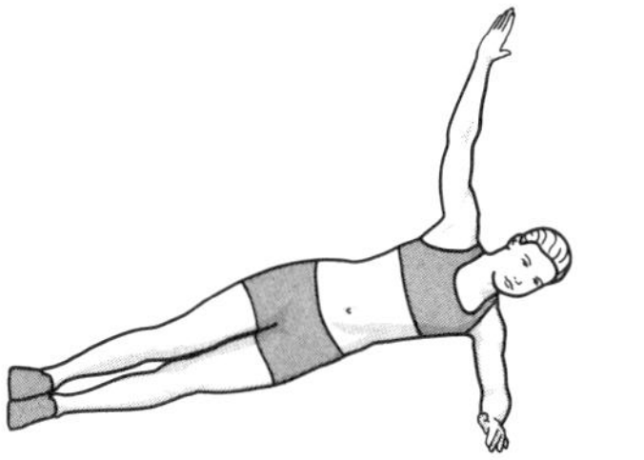

2 Seitstütz, 45 Sek.

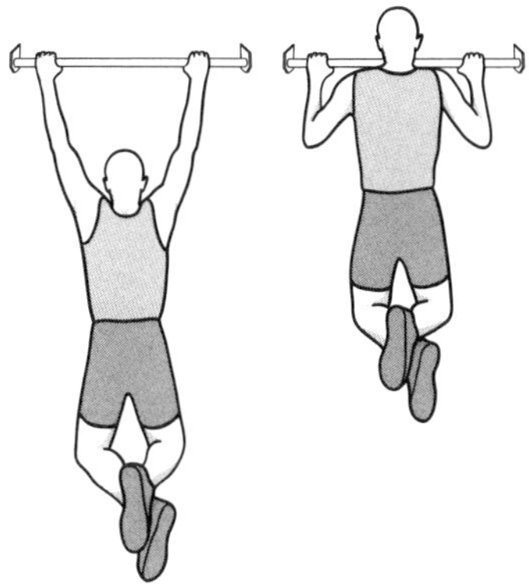

3 Klimmzug, 15 Wdh.

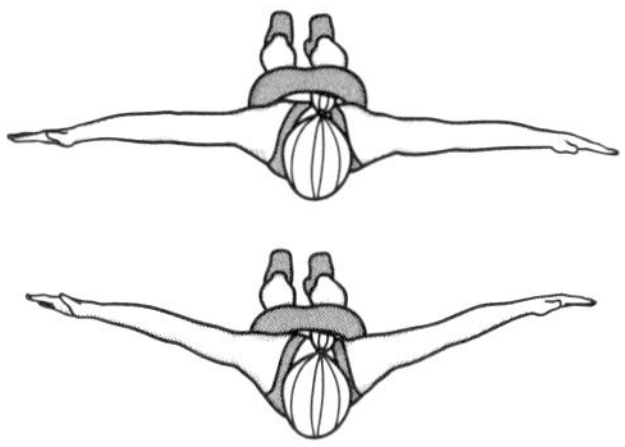

4 Armheben aus der Bauchlage, 15 Wdh.

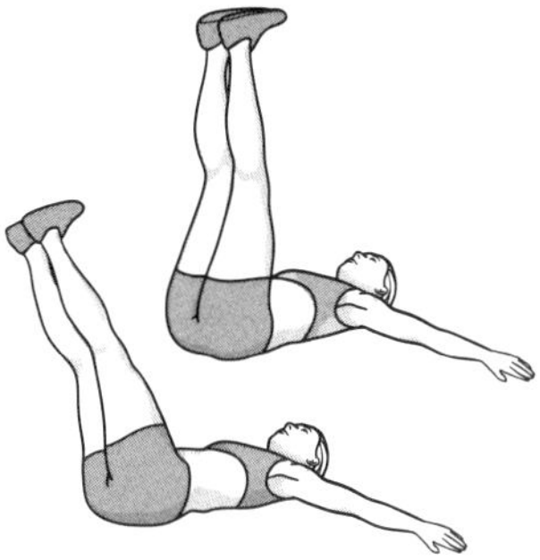

5 Liegende Rumpfrotation mit gestreckten Beinen, 45 Sek.

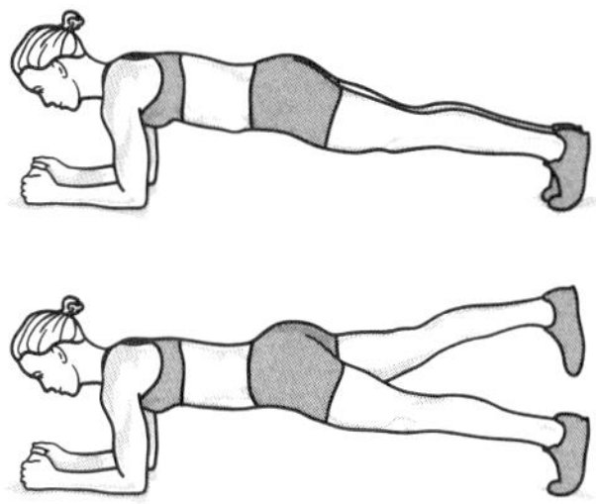

6 Unterarmstütz mit wechselndem Bein anheben, 45 Sek.

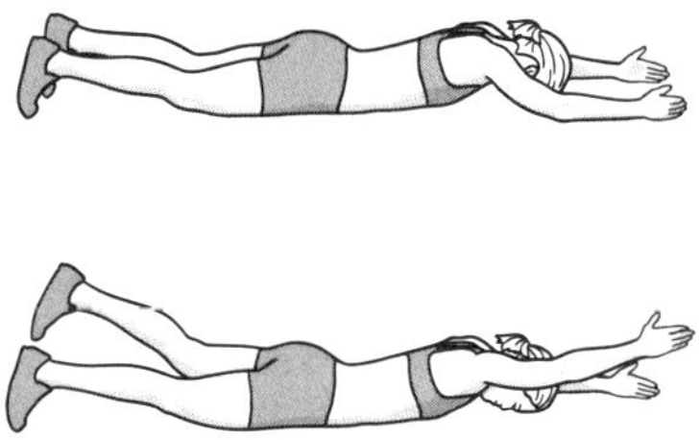

7 Paddeln in Bauchlage, 45 Sek.

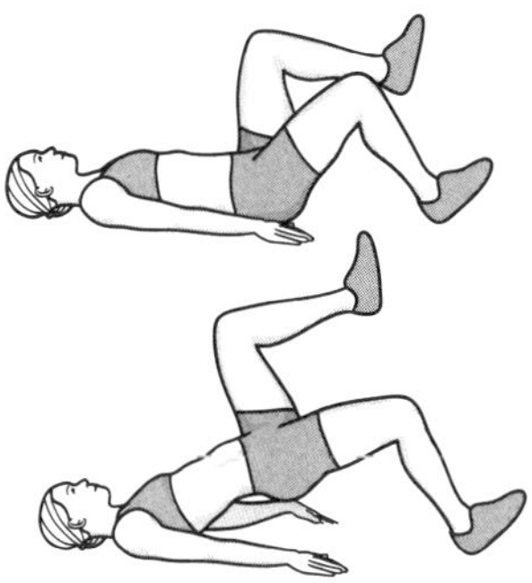

8 Einbeiniges Beckenheben, 15 Wdh.

35 Po Spezial 1

Benötigte Hilfsmittel: keine
Trainingsdauer: 15 Min.

1 2 3

	Übungen	Wiederholungen/ Belastungszeit	Belastungspause in Sek.	Sätze	Intensität	Seite
1	Ausfallschritt	15 Wdh.	20	3	1	136
2	Einbeiniges Beckenheben	15 Wdh.	20	3	1	138
3	Scherensprung	30 Sek.	20	3	1	122
4	Seitstütz mit Hüftrotation	15 Wdh.	20	3	2	130
5	Kniebeugensprung	30 Sek.	20	3	1	121

20 Sekunden Pause zwischen jeder Übung
3 Sätze pro Übung

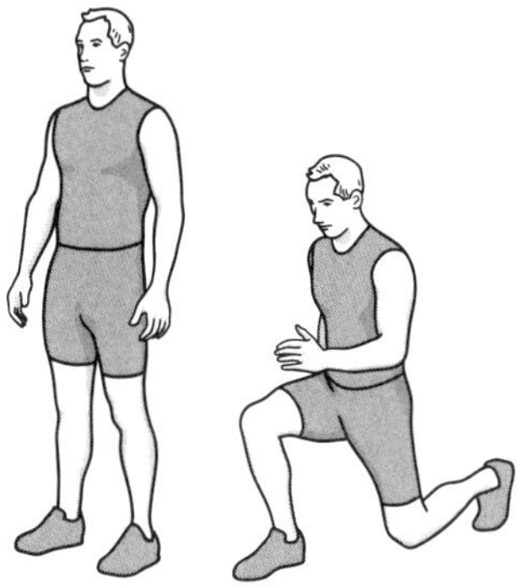

1 Ausfallschritt, 15 Wdh.

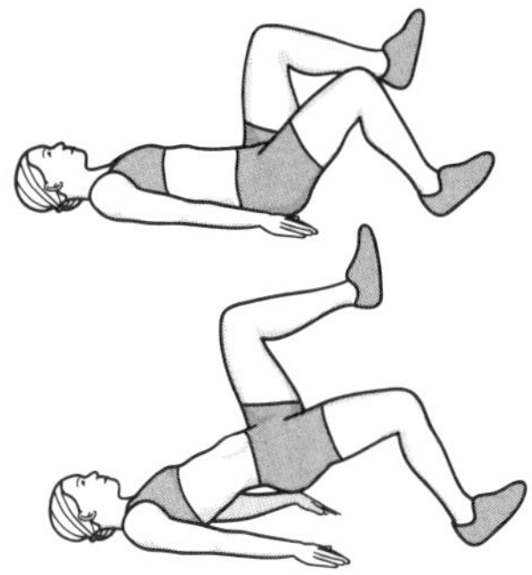

2 Einbeiniges Beckenheben, 15 Wdh.

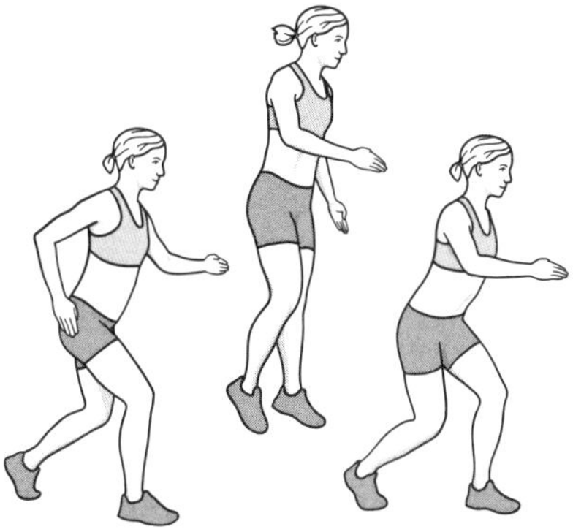

3 Scherensprung, 30 Sek.

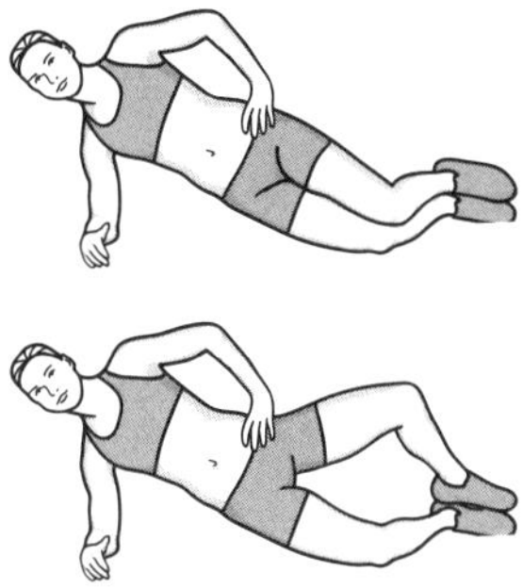

4 Seitstütz mit Hüftrotation, 15 Wdh.

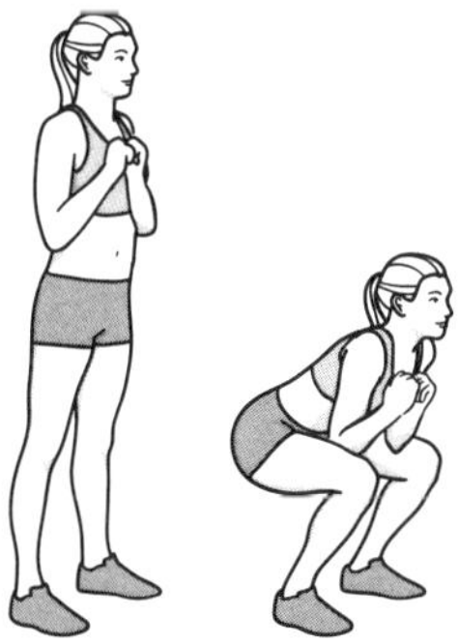

5 Kniebeugensprung, 30 Sek.

36 Po Spezial 2

Benötigte Hilfsmittel: Handtuch, Box oder stabile Kiste
Trainingsdauer: 20 Min.

1 2 3

	Übungen	Wiederholungen/ Belastungszeit	Belastungspause in Sek.	Sätze	Intensität	Seite
1	Gleitender Ausfallschritt	20 Wdh.	20	2	2	136
2	Seitstütz mit Beinabduktion	20 Wdh.	20	2	2	130
3	Kniebeugensprung	40 Sek.	20	2	1	121
4	Erhöhtes Beckenheben	20 Wdh.	20	2	1	138
5	Gleitender seitlicher Ausfallschritt	20 Wdh.	20	2	2	137
6	Ausfallschrittsprung	40 Sek.	20	2	3	122

20 Sekunden Pause zwischen jeder Übung
2 Sätze pro Übung

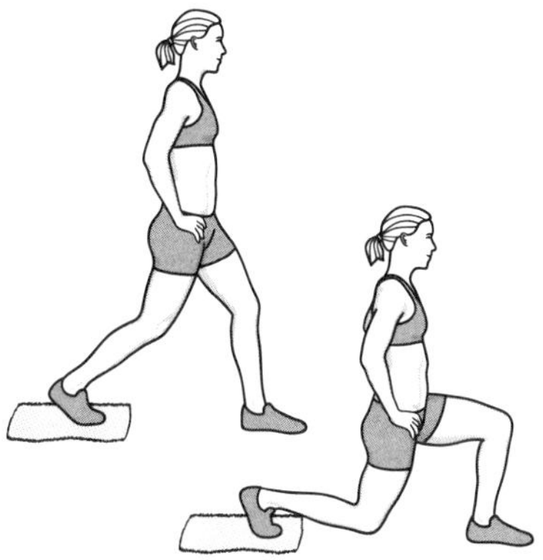

1 Gleitender Ausfallschritt, 20 Wdh.

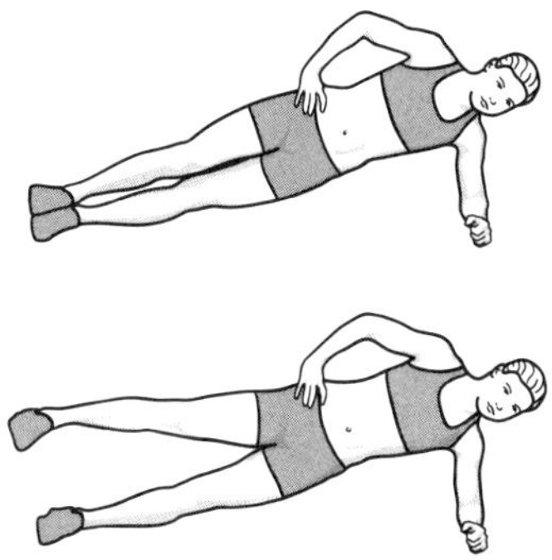

2 Seitstütz mit Beinabduktion, 20 Wdh.

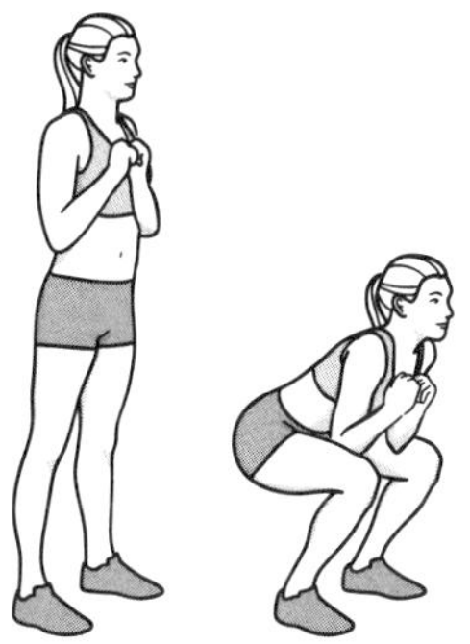

3 Kniebeugensprung, 40 Sek.

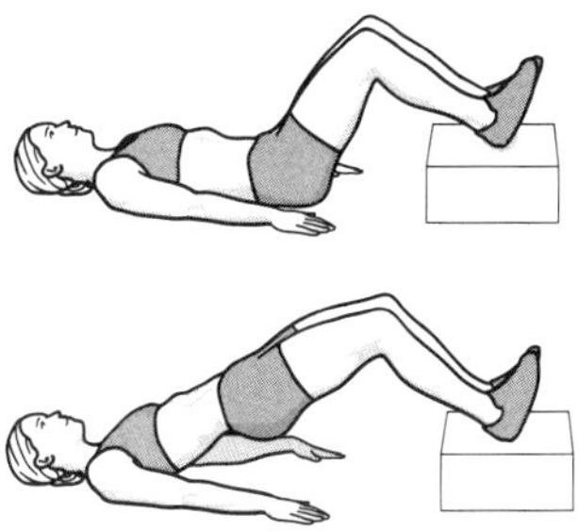

4 Erhöhtes Beckenheben, 20 Wdh.

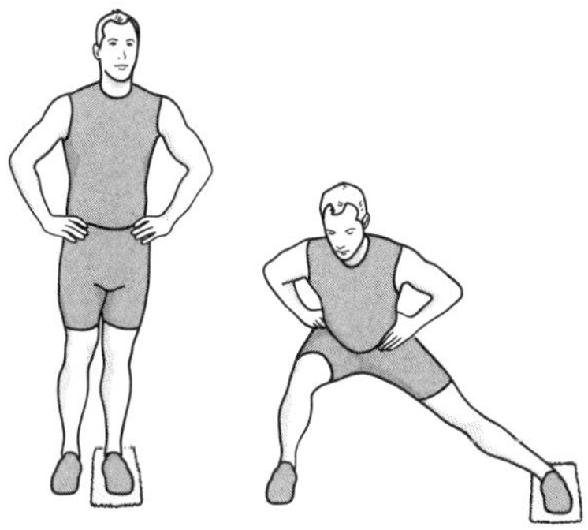

5 Gleitender seitlicher Ausfallschritt, 20 Wdh.

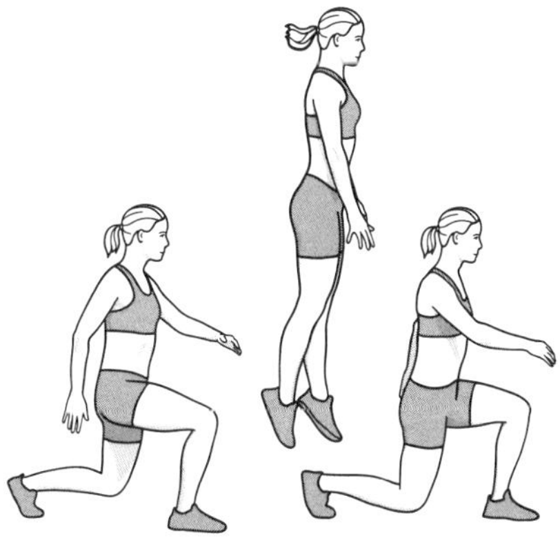

6 Ausfallschrittsprung, 40 Sek.

37 Straffe Arme

Benötigte Hilfsmittel: Tisch, Stuhl oder stabile Kiste
Trainingsdauer: 15 Min.

1 2 3

	Übungen	Wiederholungen/ Belastungszeit	Belastungspause in Sek.	Sätze	Intensität	Seite
1	Liegestütz mit abgelegten Knien	15 Wdh.	20	4	1	122
2	Umgekehrtes Rudern am Tisch	15 Wdh.	20	4	2	124
3	Armheben aus der Bauchlage	15 Wdh.	20	4	1	124
4	Dip	15 Wdh.	20	4	1	123

20 Sekunden Pause zwischen jeder Übung
4 Sätze pro Übung

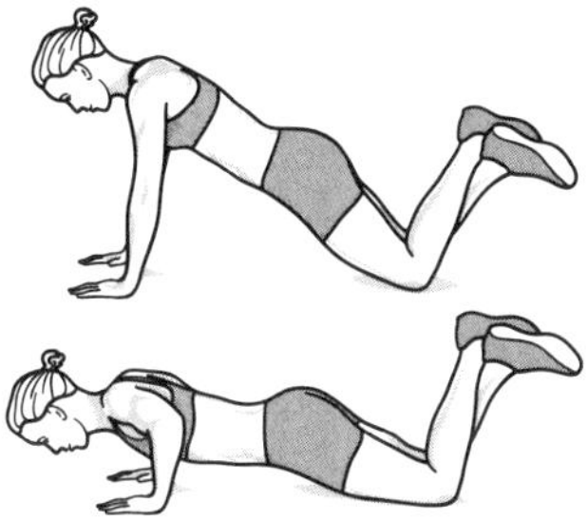

1 Liegestütz mit abgelegten Knien, 15 Wdh.

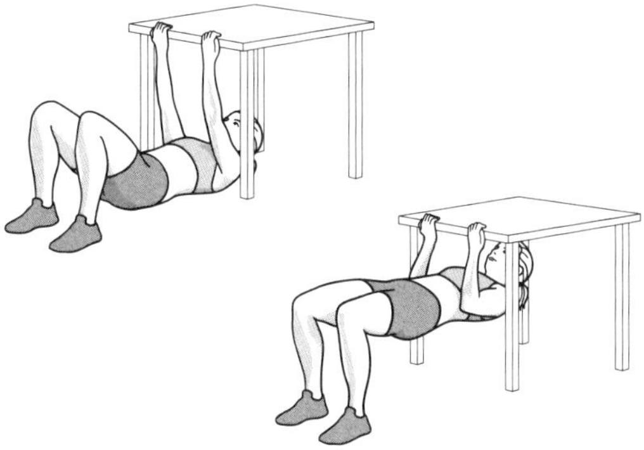

2 Umgekehrtes Rudern am Tisch, 15 Wdh.

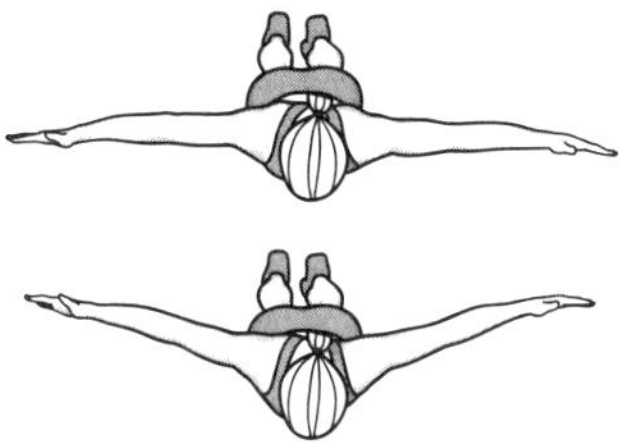

3 Armheben aus der Bauchlage, 15 Wdh.

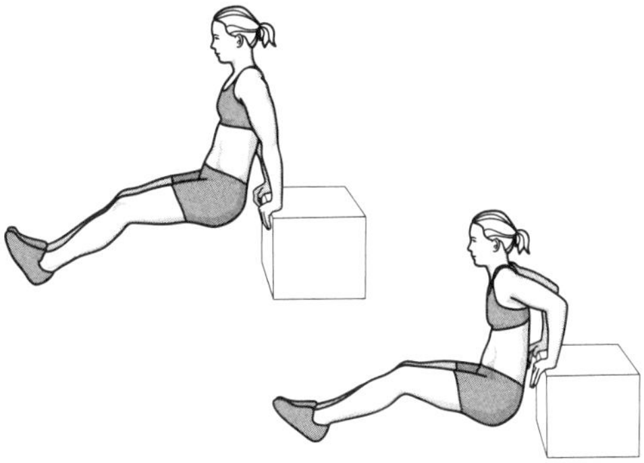

4 Dip, 15 Wdh.

38 Cardiopower 1

Benötigte Hilfsmittel: keine
Trainingsdauer: 15 Min.

1 2 3

	Übungen	Wiederholungen/ Belastungszeit	Belastungspause in Sek.	Sätze	Intensität	Seite
1	Hampelmann	30 Sek.	30	3	1	120
2	Käfer	30 Sek.	30	3	2	131
3	Sprinten auf der Stelle	30 Sek.	30	3	1	120
4	Armschere in der Kniebeugenposition	30 Sek.	30	3	1	123
5	Hohe Wechselsprünge auf der Stelle	30 Sek.	30	3	1	121

30 Sekunden Pause zwischen jeder Übung
3 Sätze pro Übung

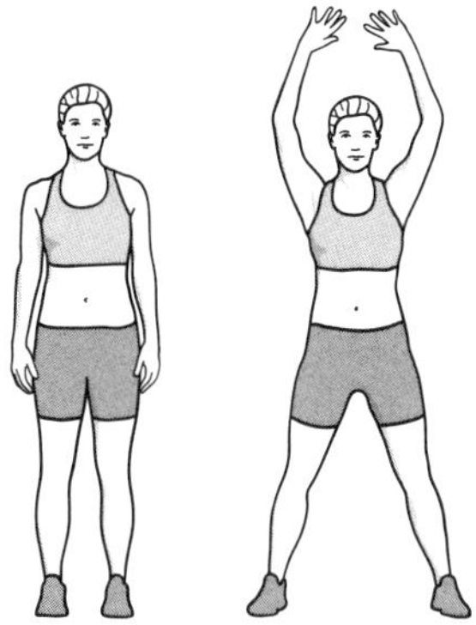

1 Hampelmann, 30 Sek.

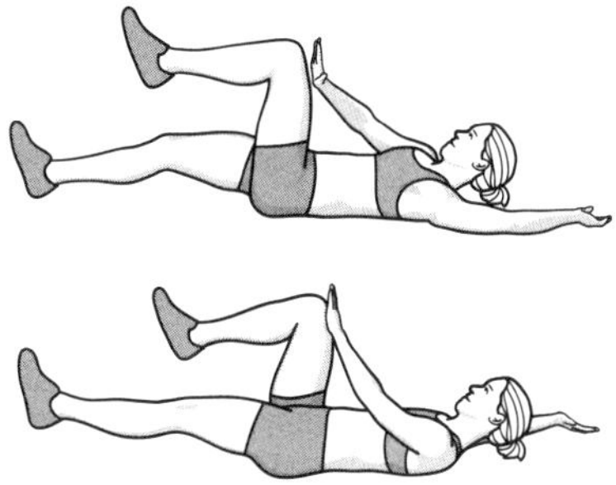

2 Käfer, 30 Sek.

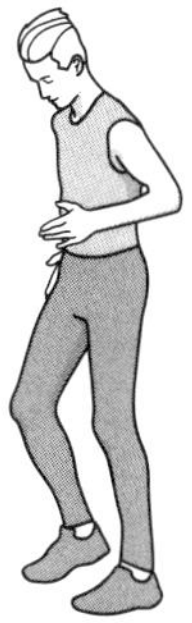

3 Sprinten auf der Stelle, 30 Sek.

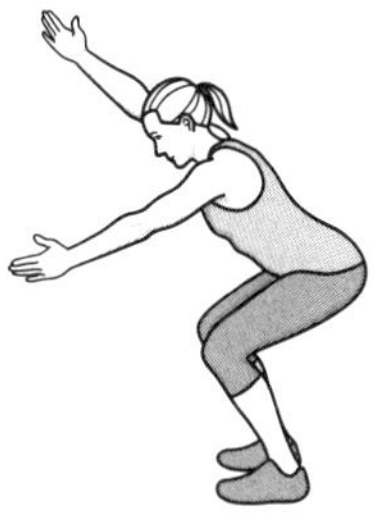

4 Armschere in der Kniebeugenposition, 30 Sek.

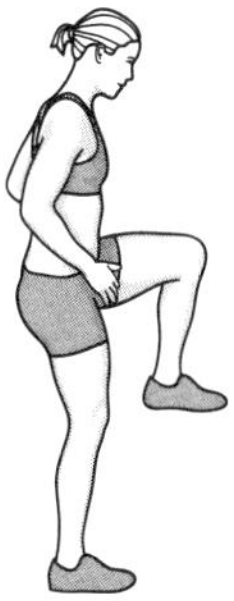

5 Hohe Wechselsprünge auf der Stelle, 30 Sek.

39 Cardiopower 2

Benötigte Hilfsmittel: Handtuch, Box oder stabile Kiste
Trainingsdauer: 15 Min.

1 **2** 3

	Übungen	Wiederholungen/ Belastungszeit	Belastungspause in Sek.	Sätze	Intensität	Seite
1	Hohe Wechselsprünge mit Überkreuzen	40 Sek.	30	3	1	121
2	Gleitender Bergsteiger	40 Sek.	30	3	1	128
3	Scherensprung	40 Sek.	30	3	1	122
4	Paddeln in Bauchlage	40 Sek.	30	3	1	128
5	Boxsprung	15 Wdh.	30	3	3	136

30 Sekunden Pause zwischen jeder Übung
3 Sätze pro Übung

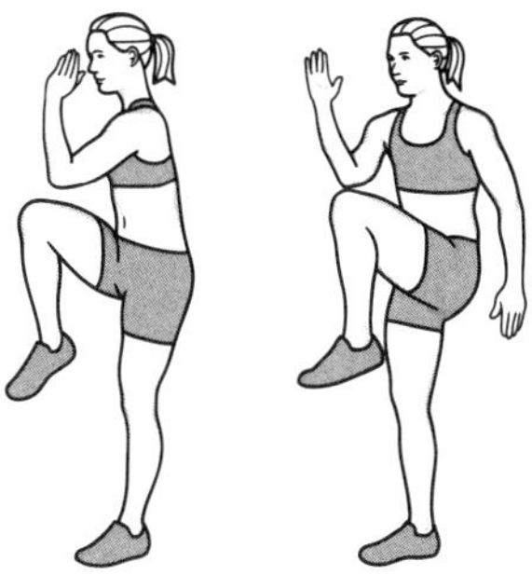

1 Hohe Wechselsprünge mit Überkreuzen, 40 Sek.

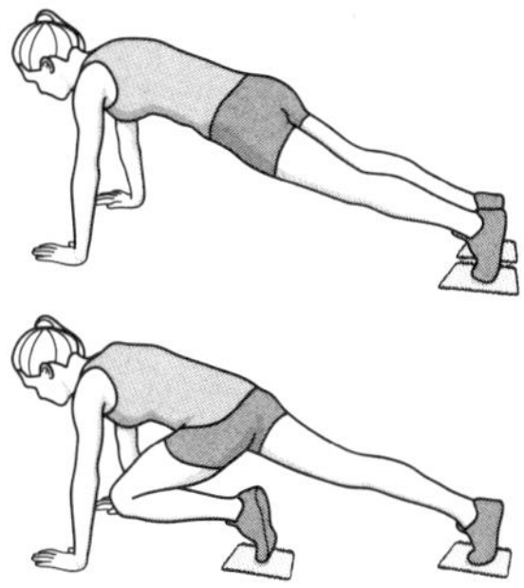

2 Gleitender Bergsteiger, 40 Sek.

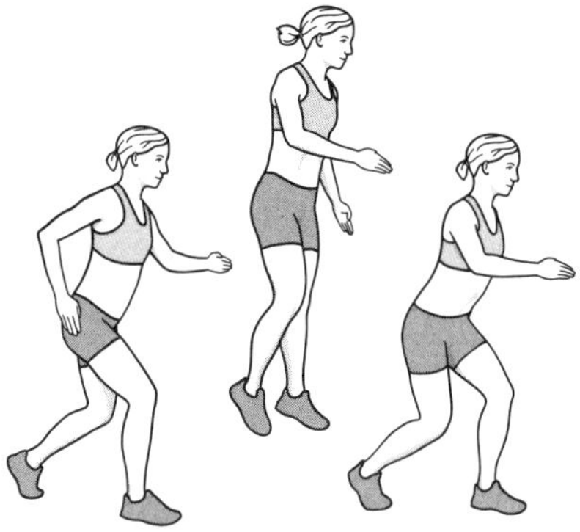

3 Scherensprung, 40 Sek.

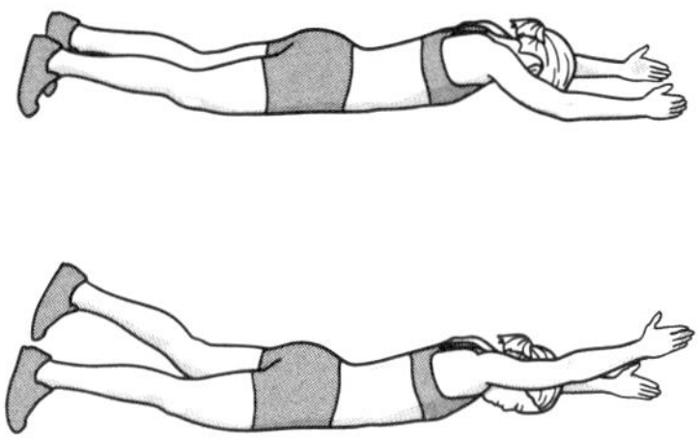

4 Paddeln in Bauchlage, 40 Sek.

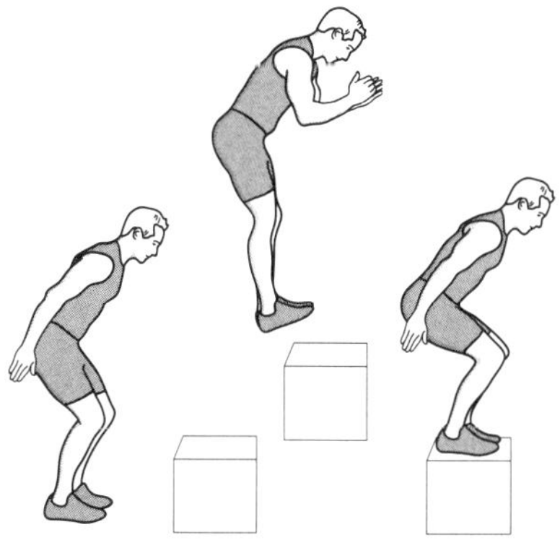

5 Boxsprung, 15 Wdh.

40 Quick Fit 1

Benötigte Hilfsmittel: keine
Trainingsdauer: 15 Min.

1 2 3

	Übungen	Wiederholungen/ Belastungszeit	Belastungspause in Sek.	Sätze	Intensität	Seite
1	Hampelmann	30 Sek.	20	2	1	120
2	Liegestütz mit abgelegten Knien	15 Wdh.	20	2	1	122
3	Seitstütz mit abgelegten Knien	30 Sek.	20	2	1	129
4	Ausfallschritt	15 Wdh.	20	2	1	136
5	Einbeiniges Beckenheben	15 Wdh.	20	2	1	138
6	Käfer	30 Sek.	20	2	2	131

20 Sekunden Pause zwischen jeder Übung
2 Sätze pro Übung

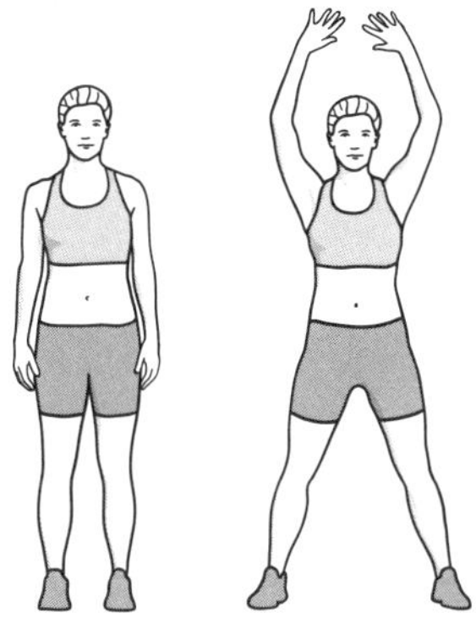

1 Hampelmann, 30 Sek.

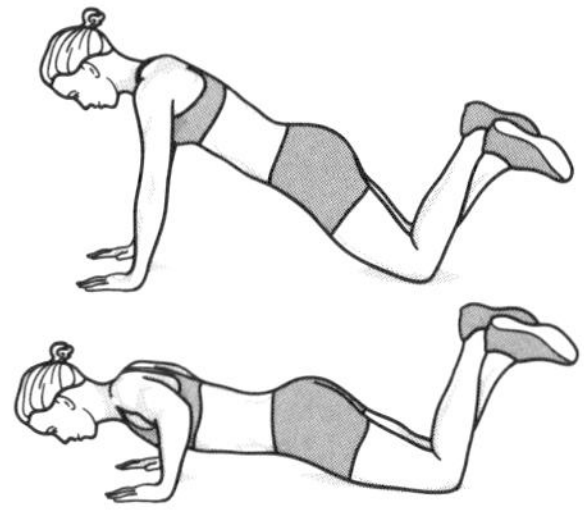

2 Liegestütz mit abgelegten Knien, 15 Wdh.

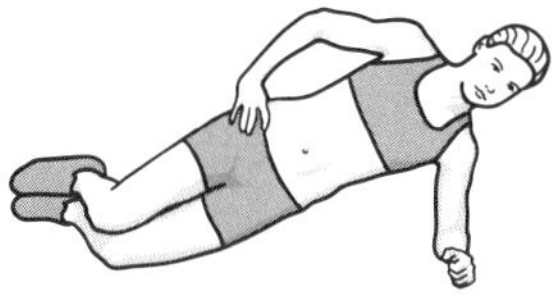

3 Seitstütz mit abgelegten Knien, 30 Sek.

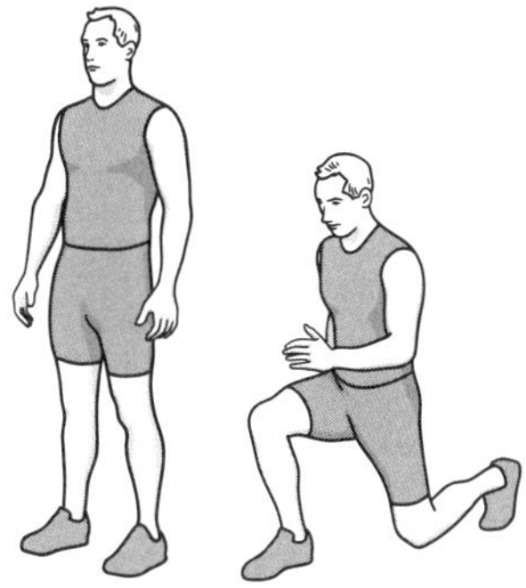

4 Ausfallschritt, 15 Wdh.

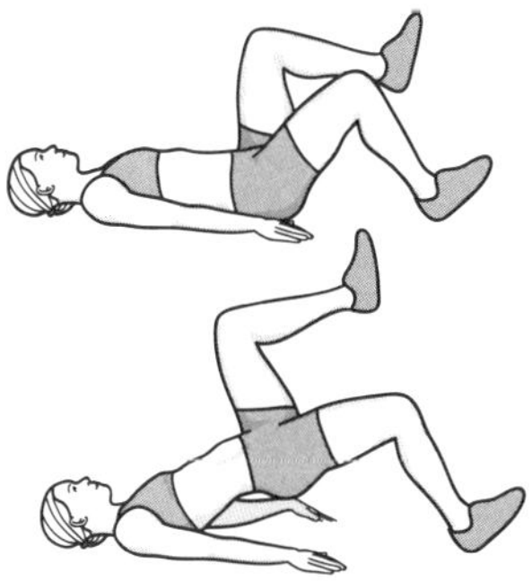

5 Einbeiniges Beckenheben, 15 Wdh.

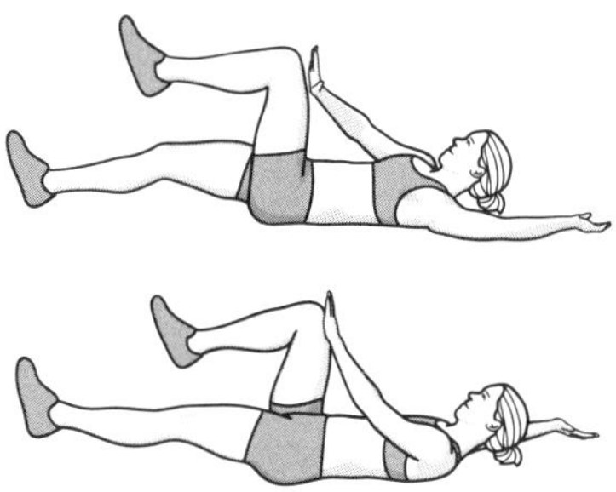

6 Käfer, 30 Sek.

41 Quick Fit 2

Benötigtes Hilfsmittel: Stuhl oder stabile Kiste
Trainingsdauer: 15 Min.

1 2 3

	Übungen	Wiederholungen/ Belastungszeit	Belastungspause in Sek.	Sätze	Intensität	Seite
1	Seilspringen	40 Sek.	20	2	1	120
2	Crunch aus dem Vierfüßlerstand	15 Wdh.	20	2	1	126
3	Dip	15 Wdh.	20	2	1	123
4	Erhöhter Ausfallschritt	15 Wdh.	20	2	2	137
5	Latdrücken in Rückenlage	15 Wdh.	20	2	2	125
6	Hohe Wechselsprünge mit Überkreuzen	40 Sek.	20	2	1	121
7	Seitstütz mit Beinabduktion	15 Wdh.	20	2	2	130

20 Sekunden Pause zwischen jeder Übung
2 Sätze pro Übung

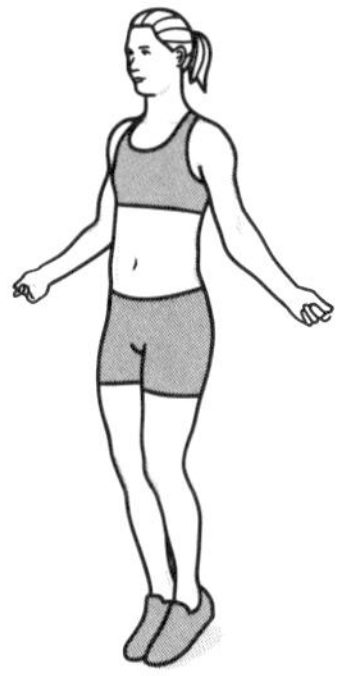

1 Seilspringen, 40 Sek.

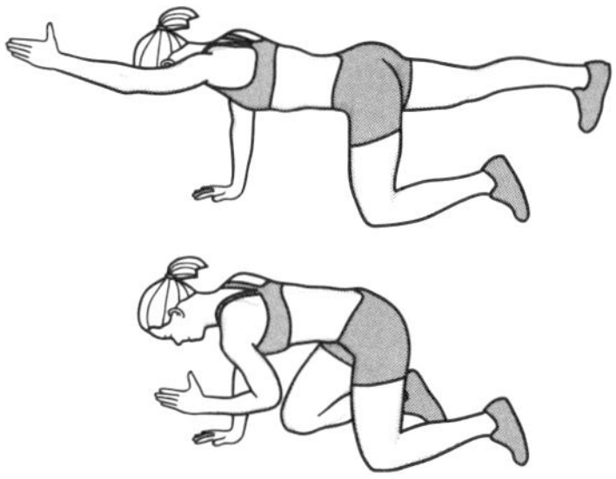

2 Crunch aus dem Vierfüßlerstand, 15 Wdh.

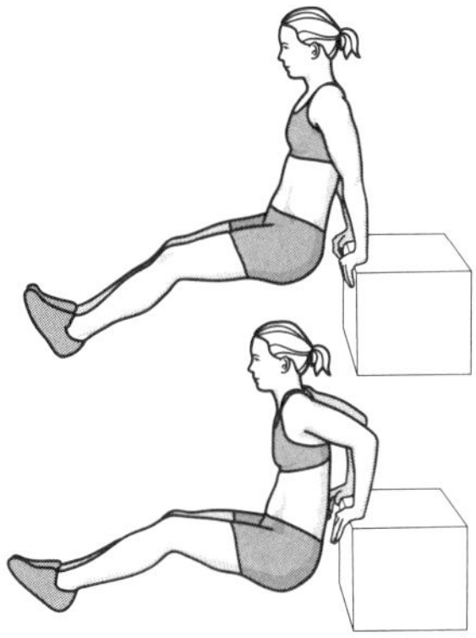

3 Dip, 15 Wdh.

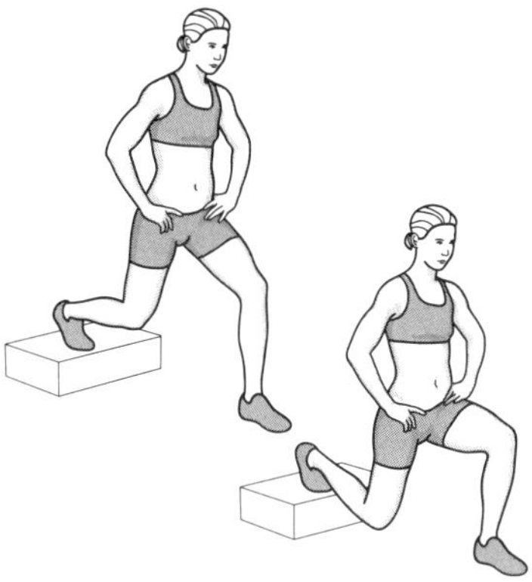

4 Erhöhter Ausfallschritt, 15 Wdh.

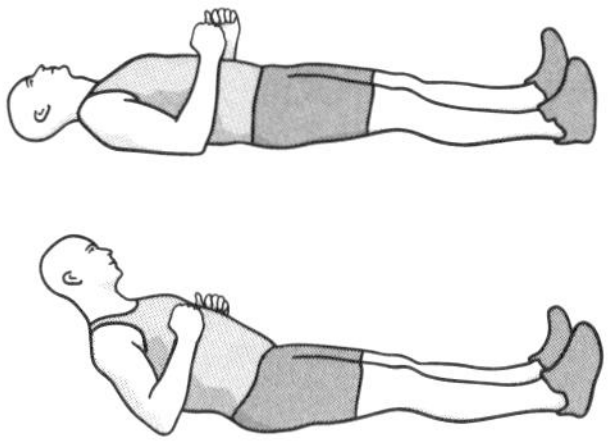

5 Latdrücken in Rückenlage, 15 Wdh.

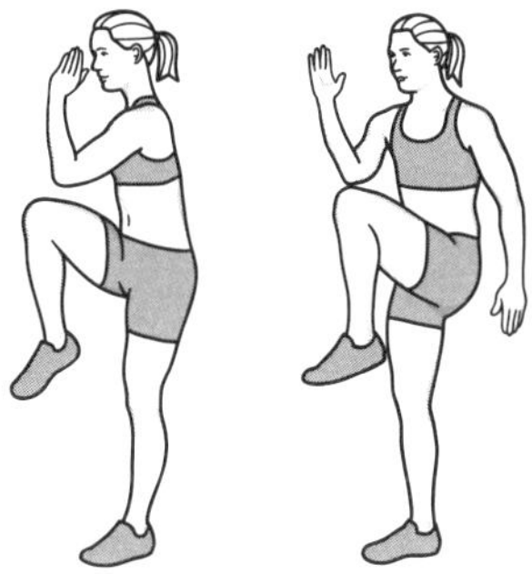

6 Hohe Wechselsprünge mit Überkreuzen, 40 Sek.

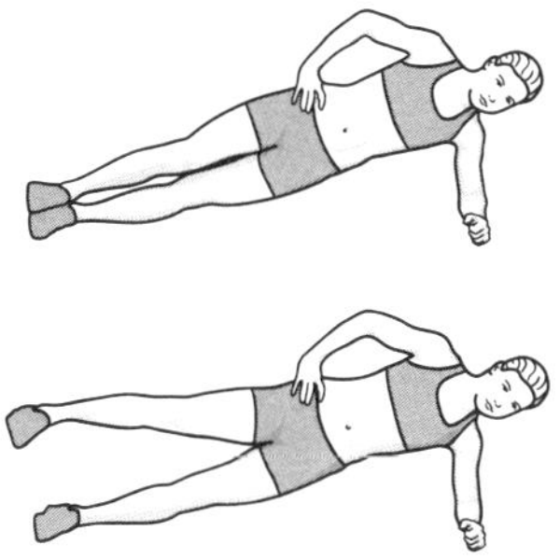

7 Seitstütz mit Beinabduktion, 15 Wdh.

42 Laufen

Benötigtes Hilfsmittel: Handtuch
Trainingsdauer: 20 Min.

1 **2** 3

	Übungen	Wiederholungen/ Belastungszeit	Belastungspause in Sek.	Sätze	Intensität	Seite
1	Gleitender Ausfallschritt	20 Wdh.	20	2	2	136
2	Seitstütz	40 Sek.	20	2	2	129
3	Unterarmstütz mit wechselndem Beinanheben	40 Sek.	20	2	2	128
4	Einbeiniges Beckenheben	20 Wdh.	20	2	1	138
5	Armheben aus der Bauchlage	20 Wdh.	20	2	1	124
6	Gleitender Beincurl	20 Wdh.	20	2	1	138
7	Liegende Rumpfrotation mit angewinkelten Beinen	40 Sek.	20	2	1	133

20 Sekunden Pause zwischen jeder Übung
2 Sätze pro Übung

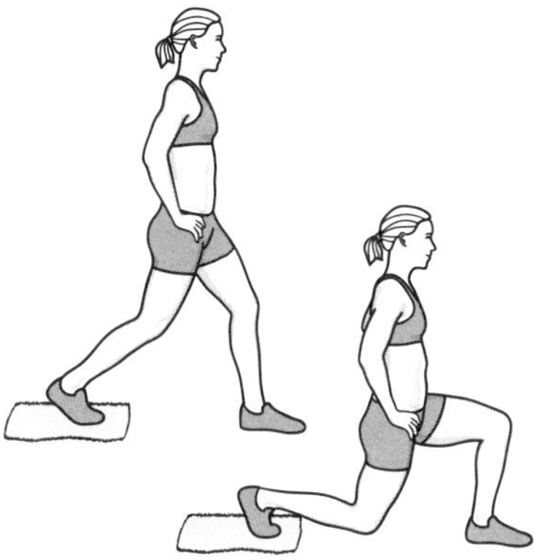

1 Gleitender Ausfallschritt, 20 Wdh.

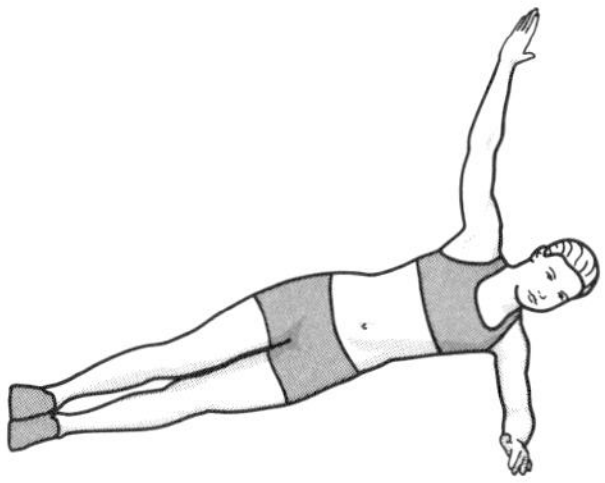

2 Seitstütz, 40 Sek.

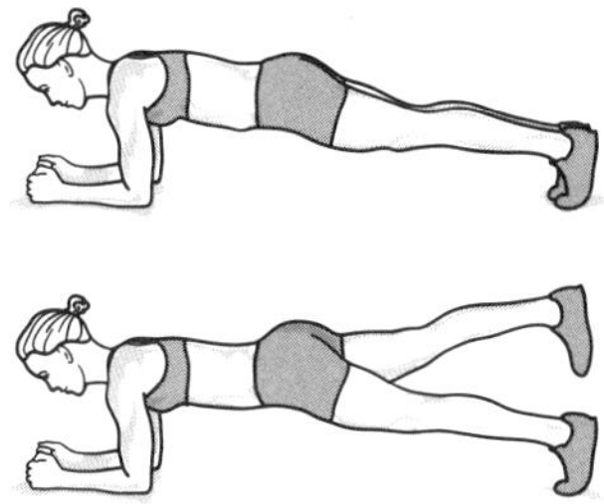

3 Unterarmstütz mit wechselndem Beinanheben, 40 Sek.

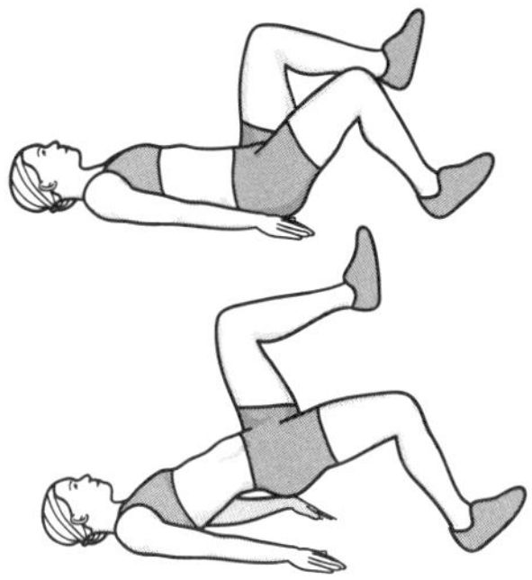

4 Einbeiniges Beckenheben, 20 Wdh.

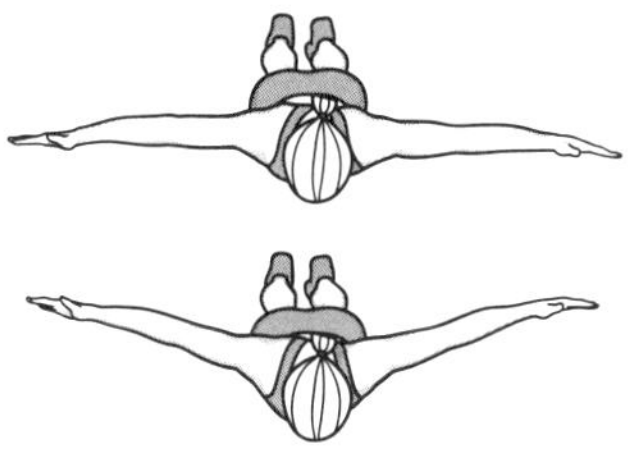

5 Armheben aus der Bauchlage, 20 Wdh.

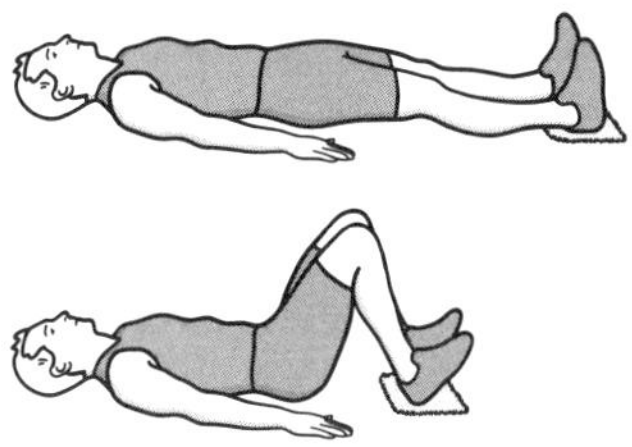

6 Gleitender Beincurl, 20 Wdh.

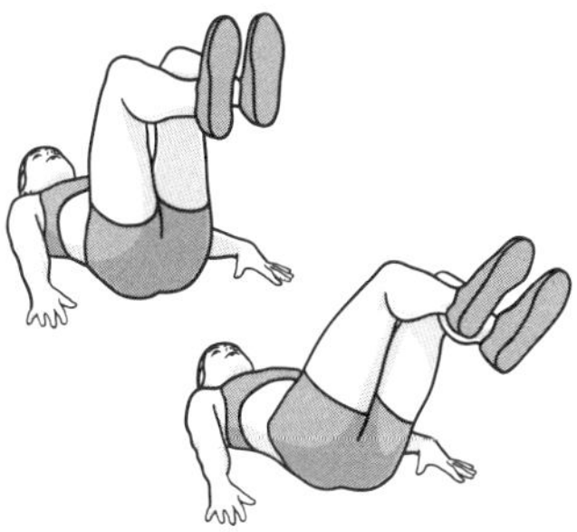

7 Liegende Rumpfrotation mit angewinkelten Beinen, 40 Sek.

43 Golf

Benötigte Hilfsmittel: keine
Trainingsdauer: 25 Min.

1 2 3

	Übungen	Wiederholungen/ Belastungszeit	Belastungspause in Sek.	Sätze	Intensität	Seite
1	Frontstütz mit Armheben	30 Sek.	20	3	1	127
2	Armheben aus der Bauchlage	15 Wdh.	20	3	1	124
3	Liegestütz mit abgelegten Knien	15 Wdh.	20	3	1	122
4	Einbeiniges Beckenheben	15 Wdh.	20	3	1	138
5	Liegende Rumpfrotation mit angewinkelten Beinen	30 Sek.	20	3	1	133
6	Good Morning	15 Wdh.	20	3	1	135
7	Seitstütz mit Hüftrotation	15 Wdh.	20	3	2	130
8	Unterarmstütz mit wechselndem Beinanheben	30 Sek.	20	3	2	128

20 Sekunden Pause zwischen jeder Übung
3 Sätze pro Übung

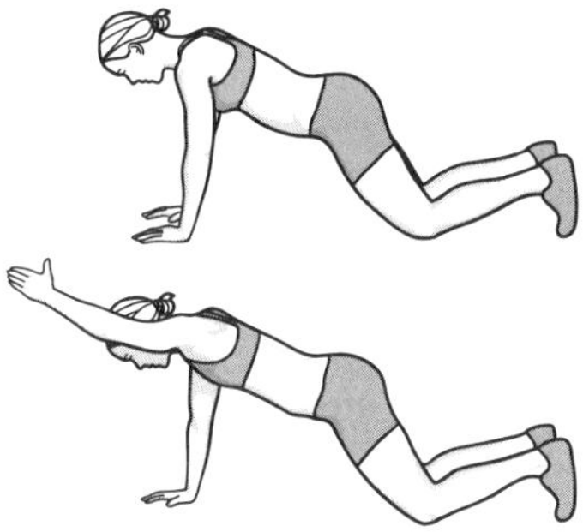

1 Frontstütz mit Armheben, 30 Sek.

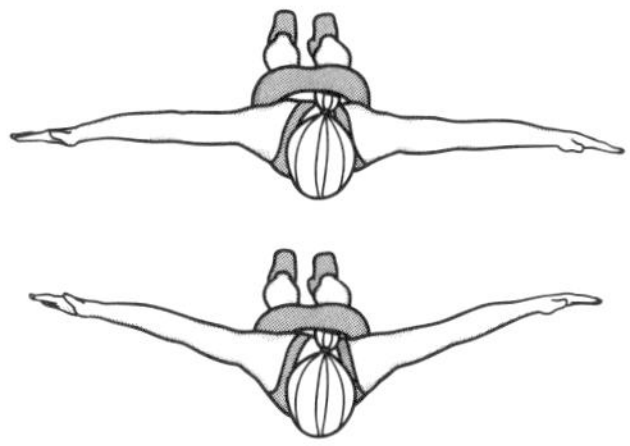

2 Armheben aus der Bauchlage, 15 Wdh.

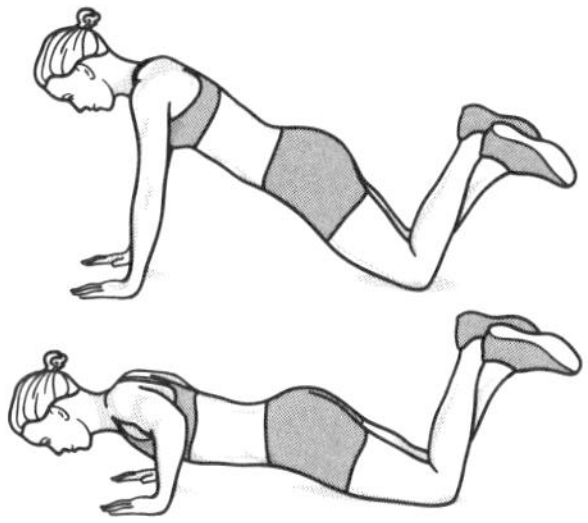

3 Liegestütz mit abgelegten Knien, 15 Wdh.

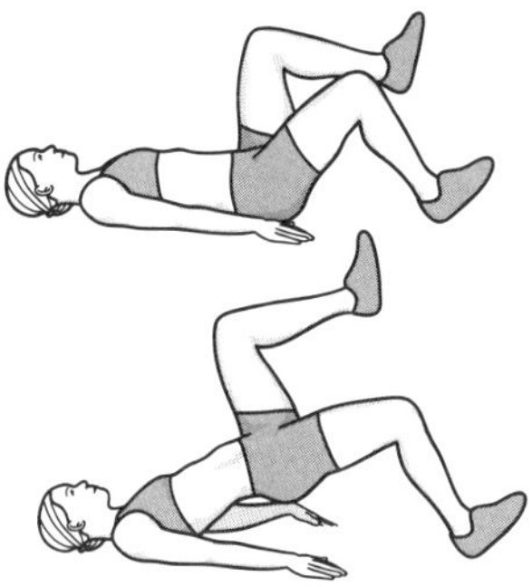

4 Einbeiniges Beckenheben, 15 Wdh.

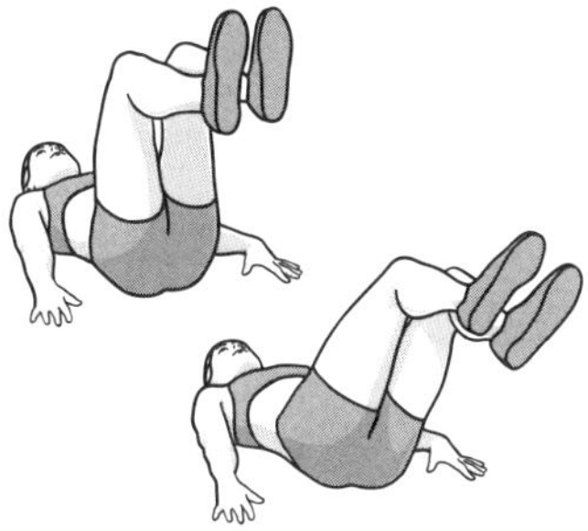

5 Liegende Rumpfrotation mit angewinkelten Beinen, 30 Sek.

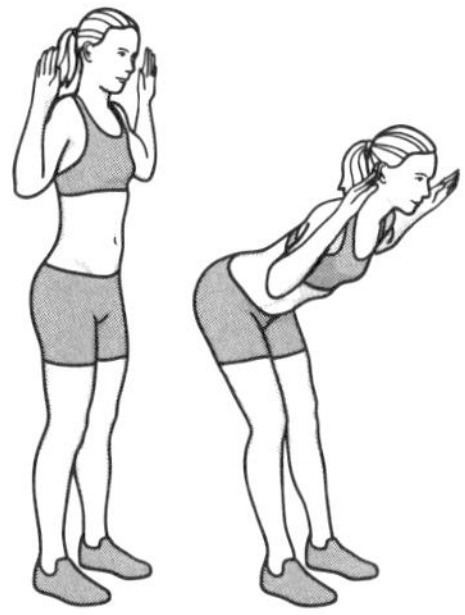

6 Good Morning, 15 Wdh.

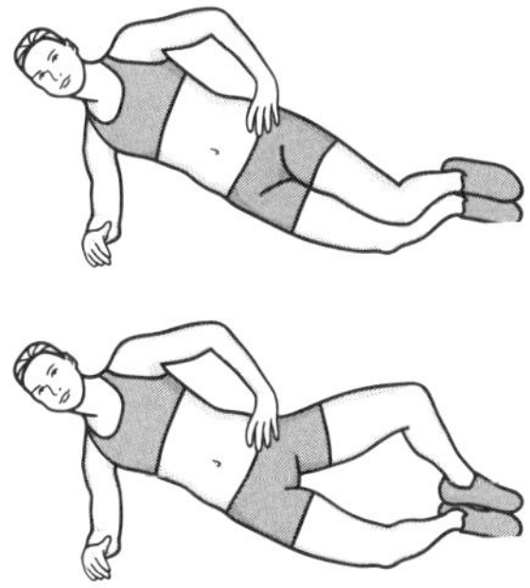

7 Seitstütz mit Hüftrotation, 15 Wdh.

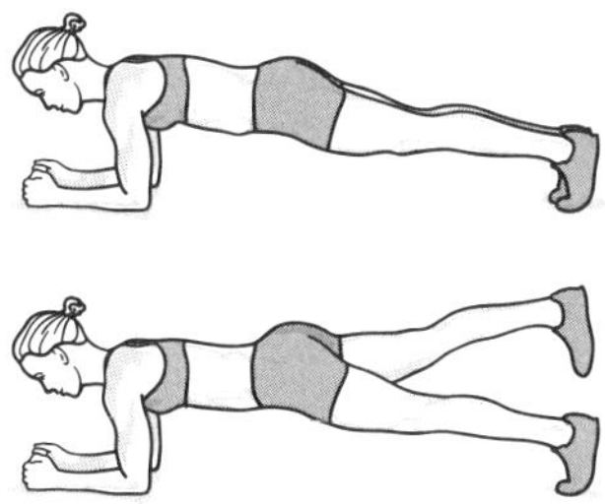

8 Unterarmstütz mit wechselndem Beinanheben, 30 Sek.

44 Schwimmen

Benötigtes Hilfsmittel: Stuhl oder stabile Kiste
Trainingsdauer: 20 Min.

1 **2** 3

	Übungen	Wiederholungen/ Belastungszeit	Belastungspause in Sek.	Sätze	Intensität	Seite
1	Crunch aus dem Vierfüßlerstand	15 Wdh.	20	2	1	126
2	Schwimmer	40 Sek.	20	2	1	124
3	Liegestütz	15 Wdh.	20	2	2	123
4	Umgekehrter Stütz mit Beinanheben	40 Sek.	20	2	1	134
5	Seitstütz mit Beinabduktion	15 Wdh.	20	2	2	130
6	Ausfallschritt	15 Wdh.	20	2	1	136
7	Latdrücken in Rückenlage	15 Wdh.	20	2	2	125
8	Diagonaler Crunch mit Beinanziehen	15 Wdh.	20	2	2	132
9	Armheben aus der Bauchlage	15 Wdh.	20	2	1	124
10	Dip	15 Wdh.	20	2	1	123

20 Sekunden Pause zwischen jeder Übung
2 Sätze pro Übung

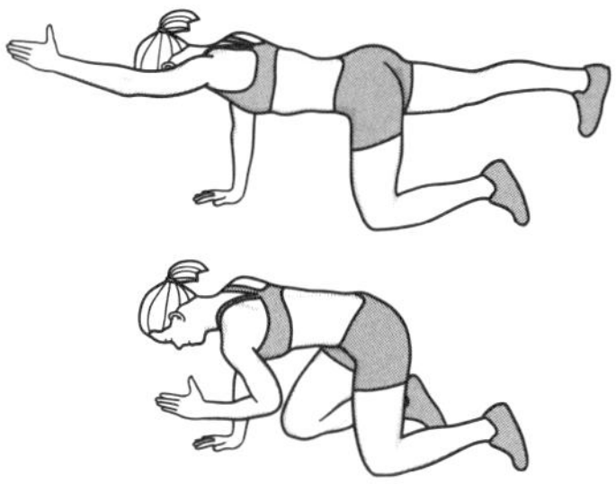

1 Crunch aus dem Vierfüßlerstand, 15 Wdh.

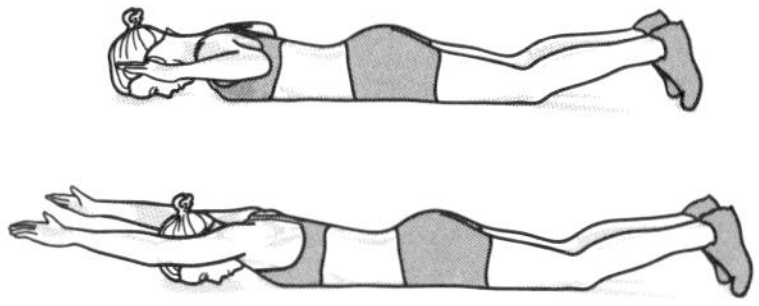

2 Schwimmer, 40 Sek.

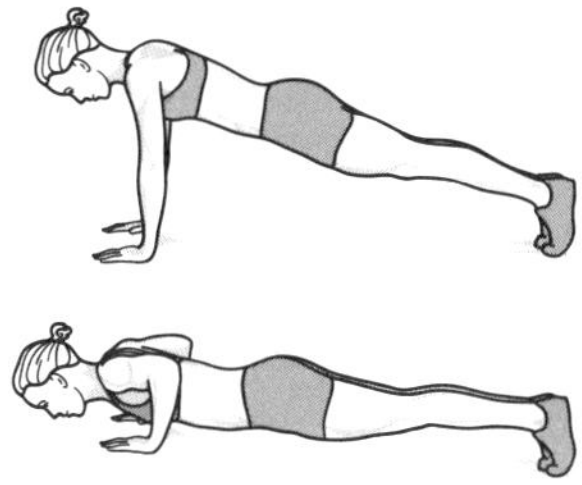

3 Liegestütz, 15 Wdh.

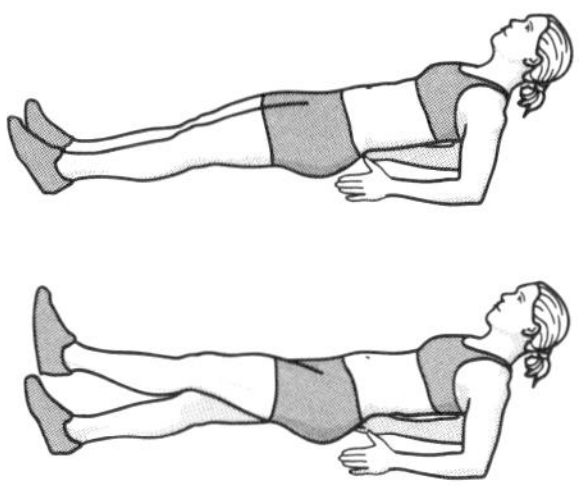

4 Umgekehrter Stütz mit Beinanheben, 40 Sek.

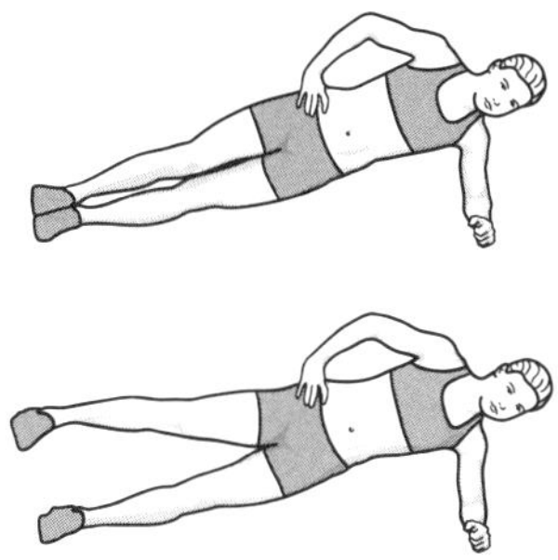

5 Seitstütz mit Beinabduktion, 15 Wdh.

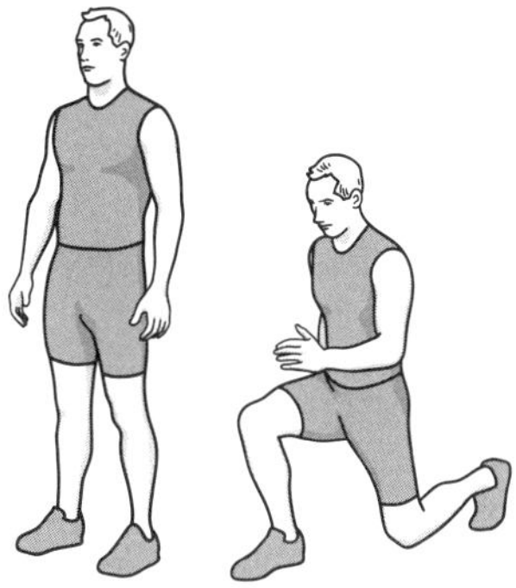

6 Ausfallschritt, 15 Wdh.

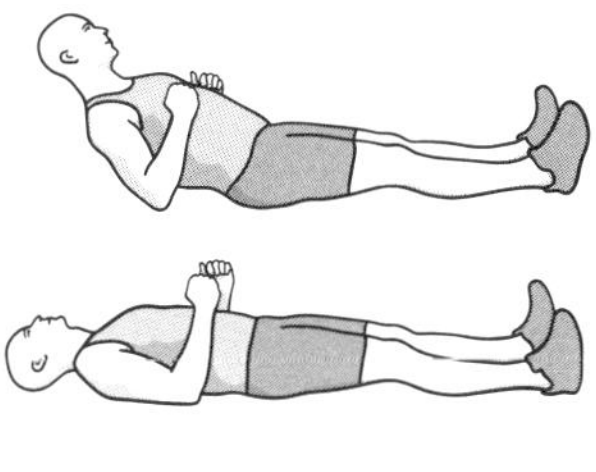

7 Latdrücken in Rückenlage, 15 Wdh.

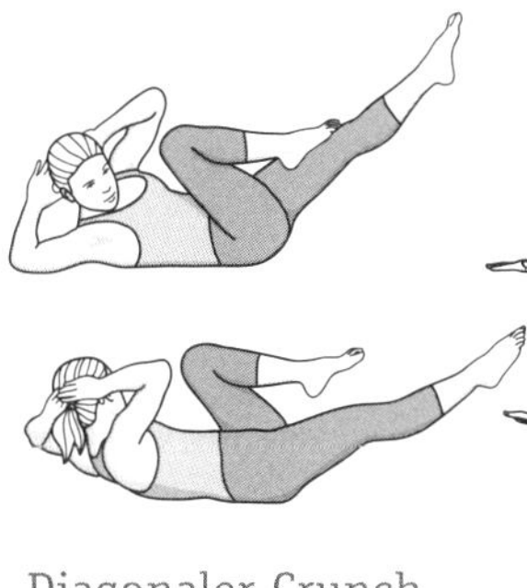

8 Diagonaler Crunch mit Beinanziehen, 15 Wdh.

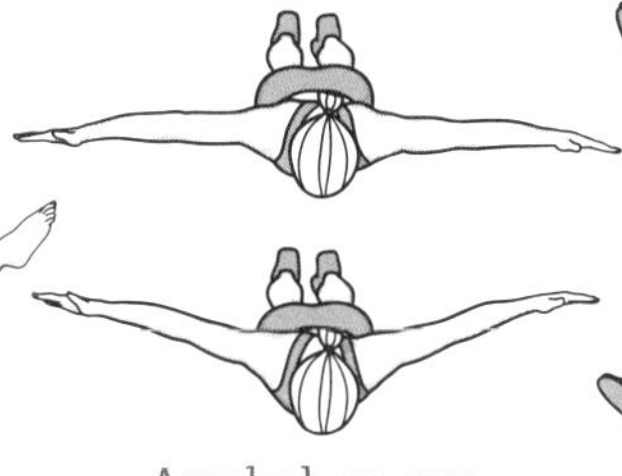

9 Armheben aus der Bauchlage, 15 Wdh.

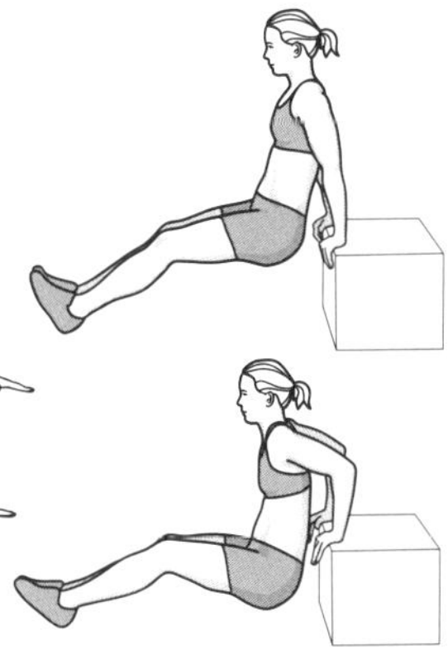

10 Dip, 15 Wdh.

45 Kampfsport

Benötigte Hilfsmittel: Klimmzugstange oder Ast (wenn du im Freien trainierst), Box oder stabile Kiste
Trainingsdauer: 30 Min.

1 2 **3**

	Übungen	Wiederholungen/ Belastungszeit	Belastungspause in Sek.	Sätze	Intensität	Seite
1	Seilspringen	60 Sek.	20	3	1	120
2	Negativer Liegestütz	15 Wdh.	20	3	3	123
3	Klimmzug	15 Wdh.	20	3	3	125
4	Liegende Rumpfrotation mit gestreckten Beinen	60 Sek.	20	3	3	133
5	Boxsprung	15 Wdh.	20	3	3	136
6	Käfer	60 Sek.	20	3	2	131
7	Seitstütz	60 Sek.	20	3	2	129
8	Scherensprung	60 Sek.	20	3	1	122

20 Sekunden Pause zwischen jeder Übung
3 Sätze pro Übung

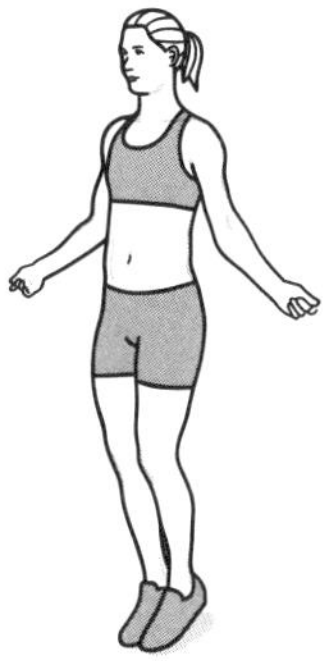

1 Seilspringen, 60 Sek.

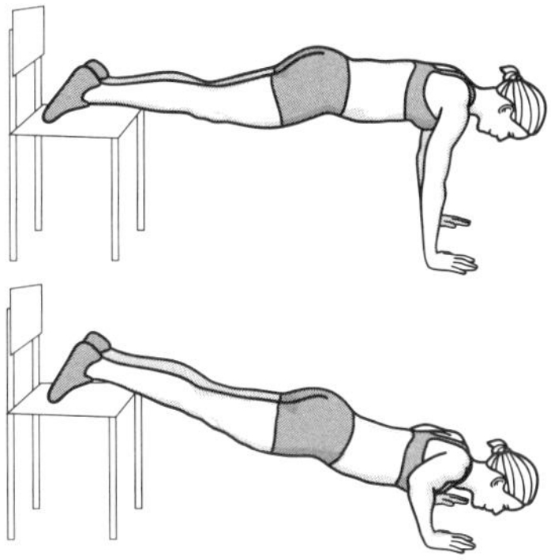

2 Negativer Liegestütz, 15 Wdh.

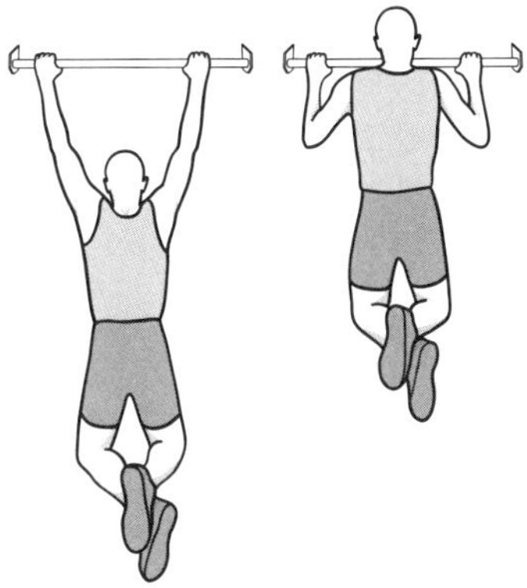

3 Klimmzug, 15 Wdh.

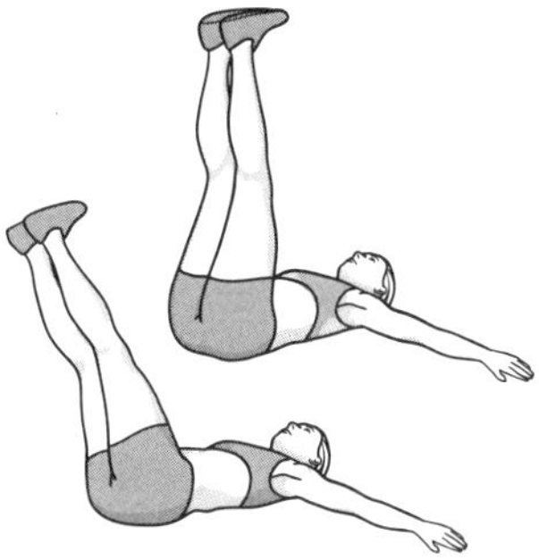

4 Liegende Rumpfrotation mit gestreckten Beinen, 60 Sek.

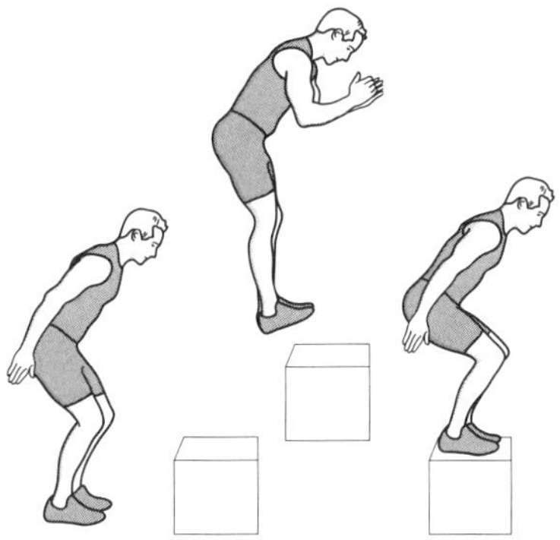

5 Boxsprung, 15 Wdh.

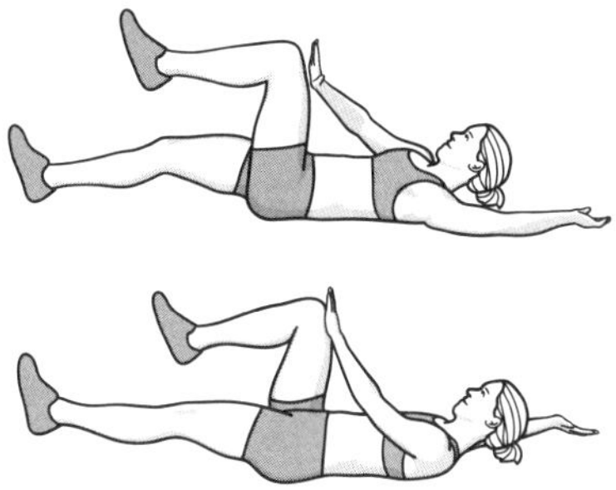

6 Käfer, 60 Sek.

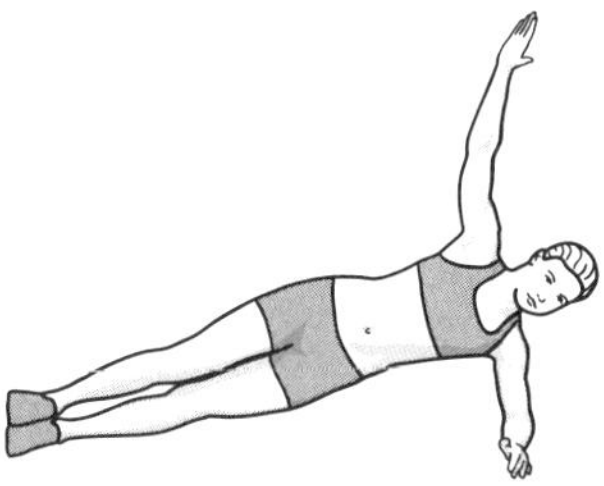

7 Seitstütz, 60 Sek.

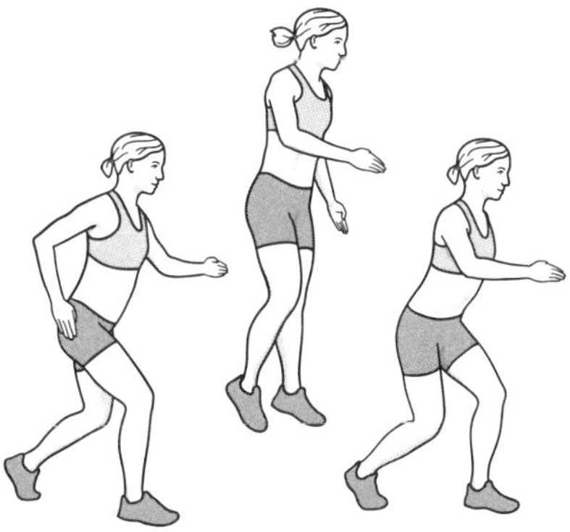

8 Scherensprung, 60 Sek.

46 Fußball

Benötigte Hilfsmittel: Handtuch, Box oder stabile Kiste
Trainingsdauer: 30 Min.

1 **2** 3

	Übungen	Wiederholungen/ Belastungszeit	Belastungspause in Sek.	Sätze	Intensität	Seite
1	Sprinten auf der Stelle	60 Sek.	20	2	1	120
2	Zweipunktstütz	60 Sek.	20	2	2	126
3	Seitstütz mit Beinabduktion	20 Wdh.	20	2	2	130
4	Erhöhter Ausfallschritt	20 Wdh.	20	2	2	137
5	Liegestütz	20 Wdh.	20	2	2	123
6	Seilspringen	60 Sek.	20	2	1	120
7	Gleitender seitlicher Ausfallschritt	20 Wdh.	20	2	2	137
8	Liegende Rumpfrotation mit gestreckten Beinen	60 Sek.	20	2	3	133

20 Sekunden Pause zwischen jeder Übung
2 Sätze pro Übung

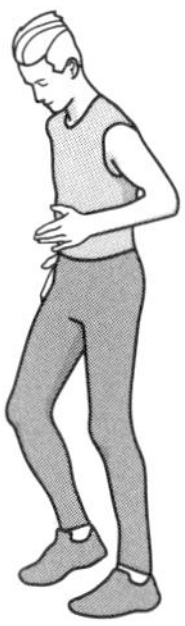

1 Sprinten auf der Stelle, 60 Sek.

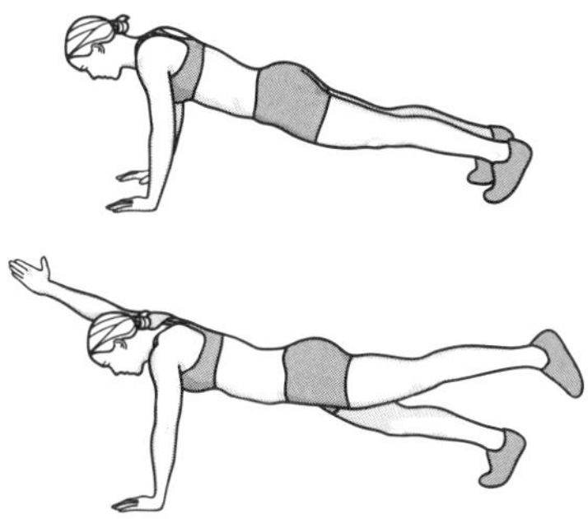

2 Zweipunktstütz, 60 Sek.

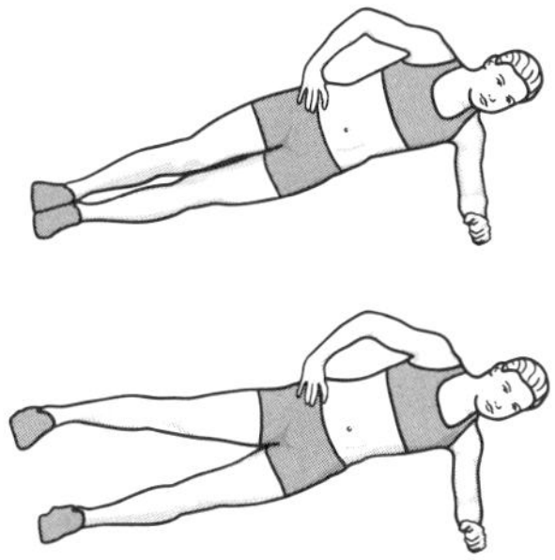

3 Seitstütz mit Beinabduktion, 20 Wdh.

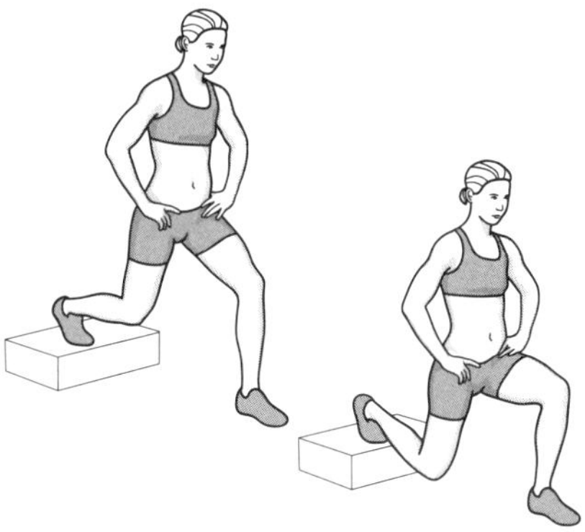

4 Erhöhter Ausfallschritt, 20 Wdh.

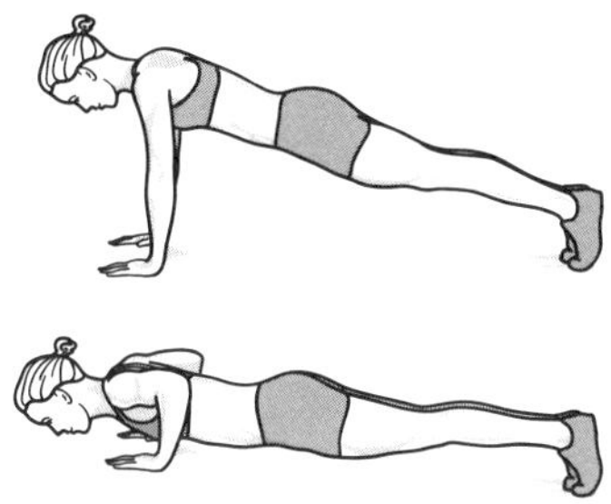

5 Liegestütz, 20 Wdh.

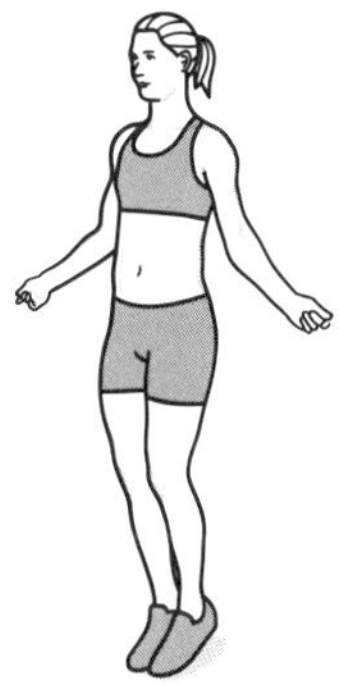

6 Seilspringen, 60 Sek.

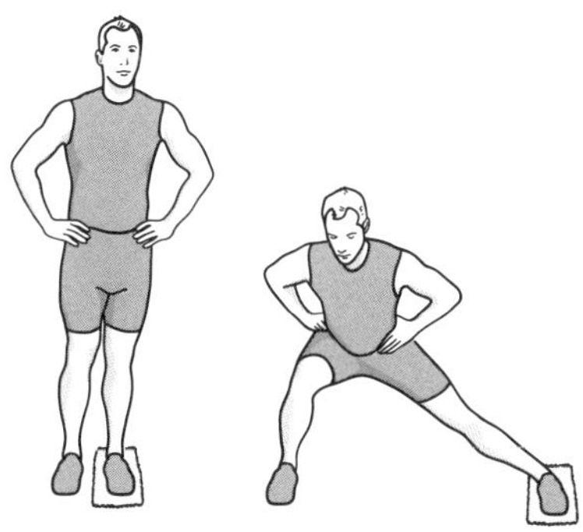

7 Gleitender seitlicher Ausfallschritt, 20 Wdh.

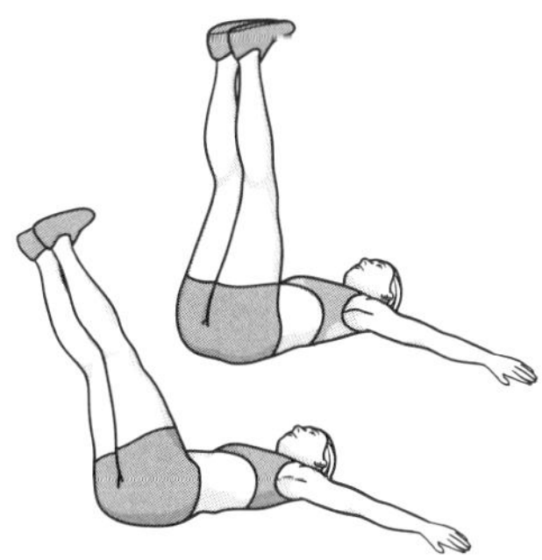

8 Liegende Rumpfrotation mit gestreckten Beinen, 60 Sek.

47 Radfahren

Benötigte Hilfsmittel: keine
Trainingsdauer: 25 Min.

1 **2** 3

	Übungen	Wiederholungen/ Belastungszeit	Belastungspause in Sek.	Sätze	Intensität	Seite
1	Unterarmstütz	45 Sek.	20	3	2	126
2	Armheben aus der Bauchlage	20 Wdh.	20	3	1	124
3	Einbeiniges Beckenheben	20 Wdh.	20	3	1	138
4	Dynamischer Seitstütz	20 Wdh.	20	3	2	129
5	Latdrücken in Rückenlage	20 Wdh.	20	3	2	125
6	Ausfallschritt	20 Wdh.	20	3	1	136

20 Sekunden Pause zwischen jeder Übung
3 Sätze pro Übung

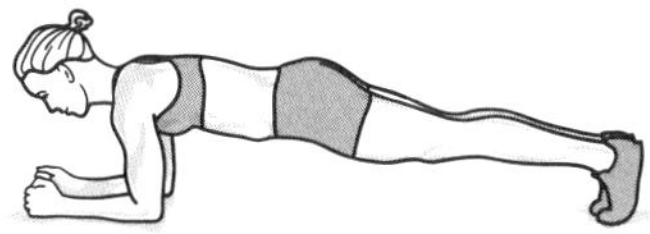

1 Unterarmstütz, 45 Sek.

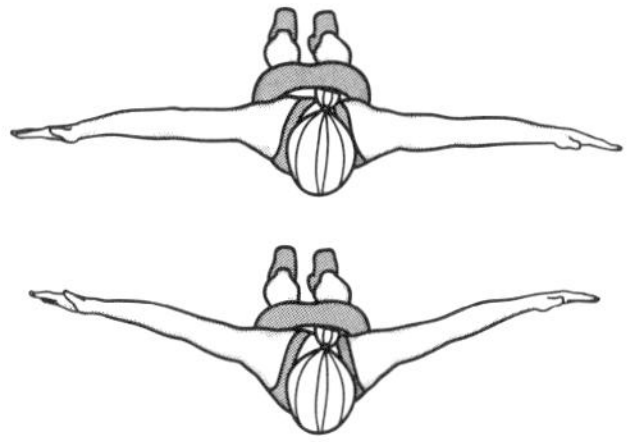

2 Armheben aus der Bauchlage, 20 Wdh.

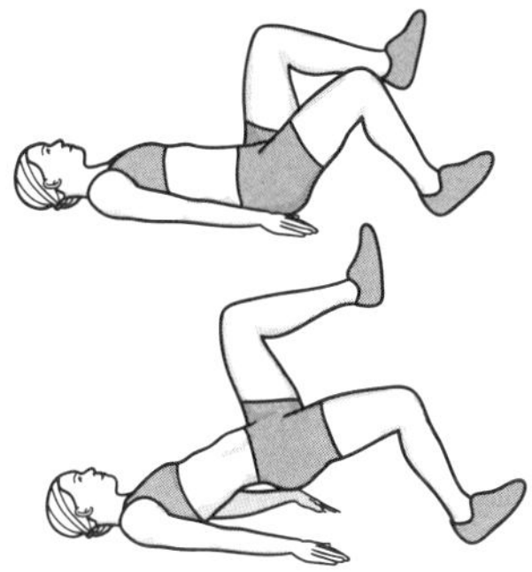

3 Einbeiniges Beckenheben, 20 Wdh.

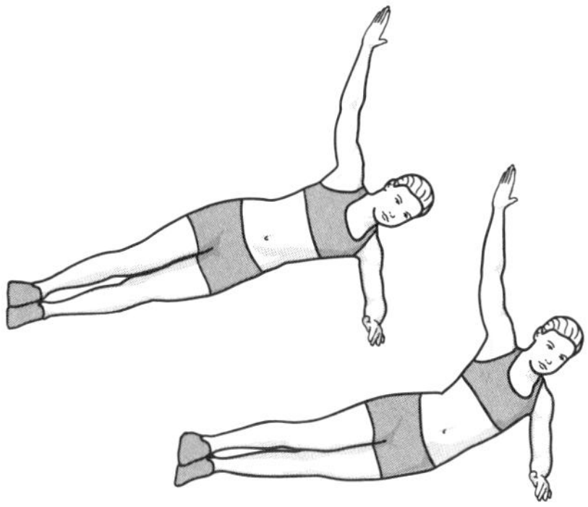

4 Dynamischer Seitstütz, 20 Wdh.

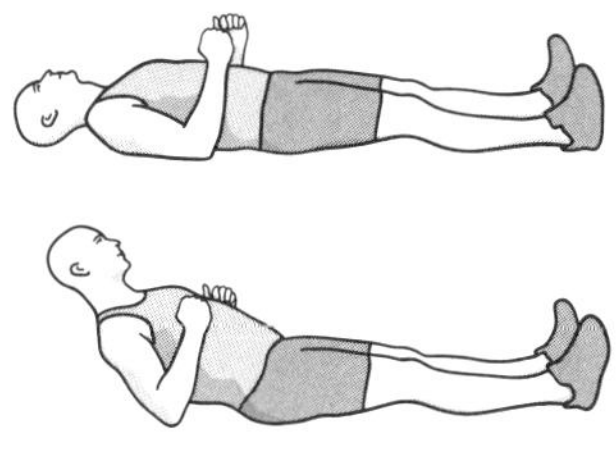

5 Latdrücken in Rückenlage, 20 Wdh.

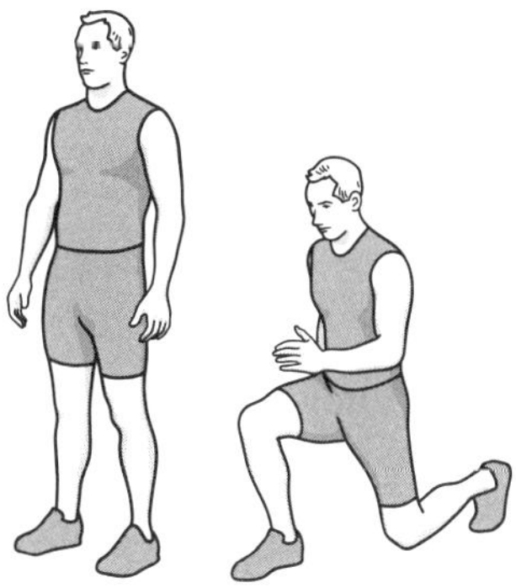

6 Ausfallschritt, 20 Wdh.

48 Tennis

Benötigtes Hilfsmittel: Handtuch
Trainingsdauer: 30 Min.

1 **2** 3

	Übungen	Wiederholungen/ Belastungszeit	Belastungspause in Sek.	Sätze	Intensität	Seite
1	Gleitender seitlicher Ausfallschritt	15 Wdh.	20	3	2	137
2	Liegestütz mit abgelegten Knien	15 Wdh.	20	3	1	122
3	Unterarmstütz mit wechselndem Beinanheben	45 Sek.	20	3	2	128
4	Scherensprung	45 Sek.	20	3	1	122
5	Seitstütz	45 Sek.	20	3	2	129
6	Armheben aus der Bauchlage	15 Wdh.	20	3	1	124
7	Gleitender Ausfallschritt	15 Wdh.	20	3	2	136
8	Liegende Rumpfrotation mit angewinkelten Beinen	45 Sek.	20	3	1	133

20 Sekunden Pause zwischen jeder Übung
3 Sätze pro Übung

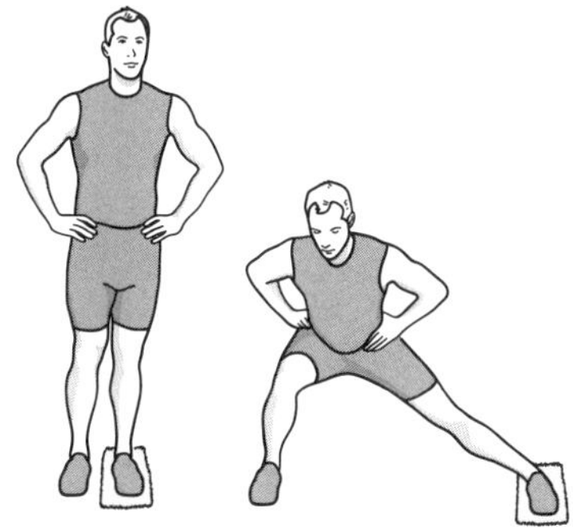

1 Gleitender seitlicher Ausfallschritt, 15 Wdh.

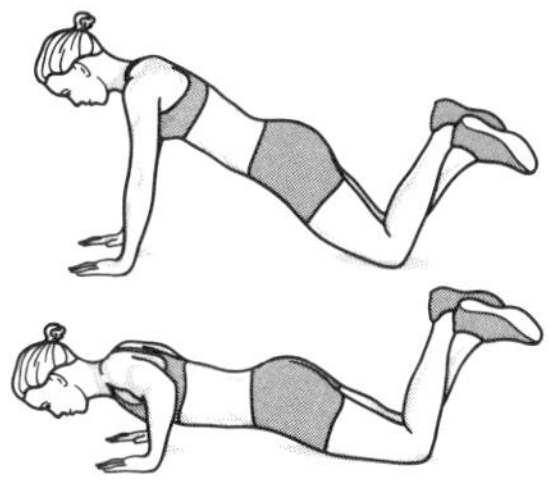

2 Liegestütz mit abgelegten Knien, 15 Wdh.

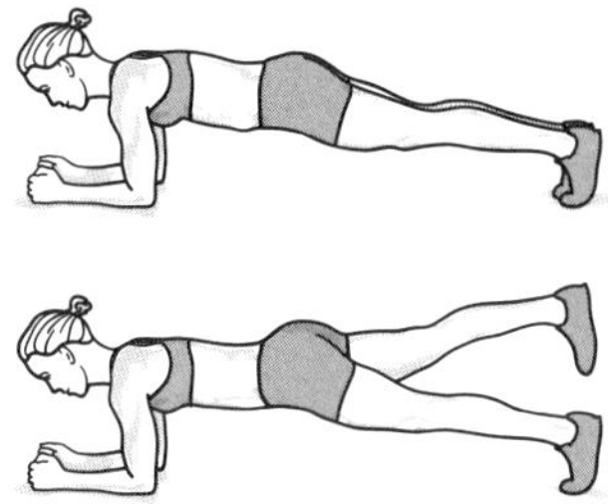

3 Unterarmstütz mit wechselndem Beinanheben, 45 Sek.

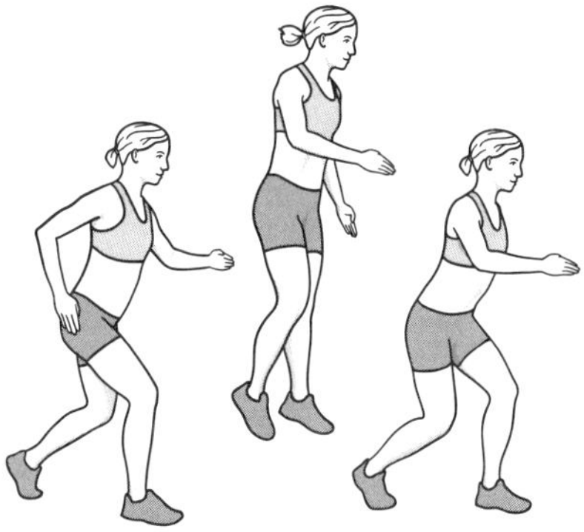

4 Scherensprung, 45 Sek.

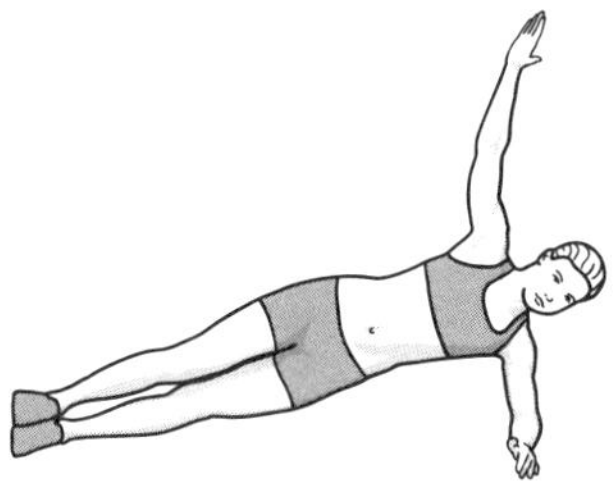

5 Seitstütz, 45 Sek.

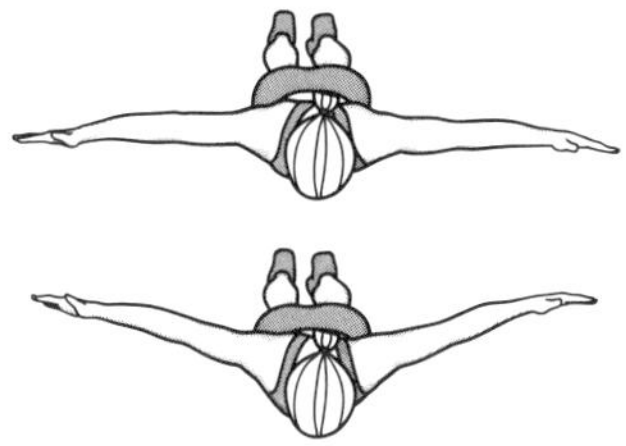

6 Armheben aus der Bauchlage, 15 Wdh.

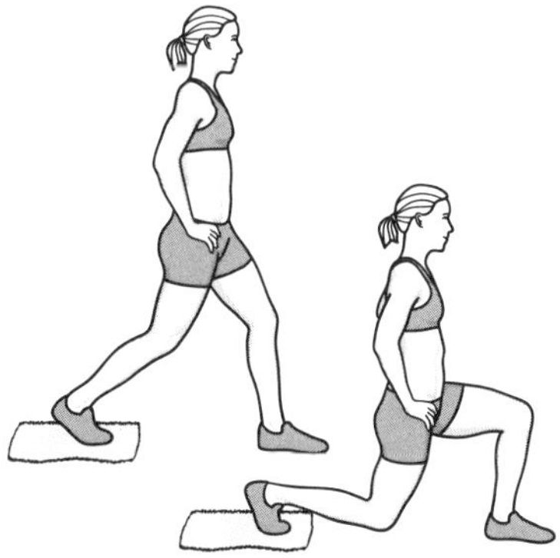

7 Gleitender Ausfallschritt, 15 Wdh.

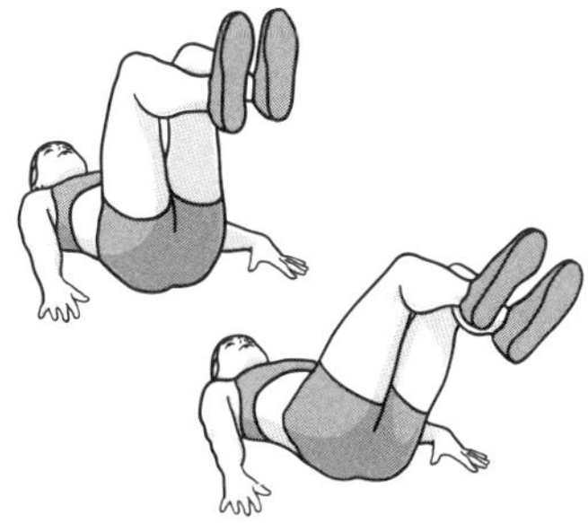

8 Liegende Rumpfrotation mit angewinkelten Beinen, 45 Sek.

49 Triathlon

Benötigte Hilfsmittel: Handtuch, Stuhl oder stabile Kiste
Trainingsdauer: 35 Min.

1 **2** 3

	Übungen	Wiederholungen/ Belastungszeit	Belastungspause in Sek.	Sätze	Intensität	Seite
1	Seilspringen	45 Sek.	20	3	1	120
2	Gleitender Ausfallschritt	20 Wdh.	20	3	2	136
3	Gleitender Bergsteiger	45 Sek.	20	3	1	128
4	Paddeln in Bauchlage	45 Sek.	20	3	1	128
5	Einbeiniges Beckenheben	20 Wdh.	20	3	1	138
6	Liegestütz	20 Wdh.	20	3	2	123
7	Latdrücken in Rückenlage	20 Wdh.	20	3	2	125
8	Frontstütz mit Armheben	45 Sek.	20	3	1	127
9	Gleitender Beincurl	20 Wdh.	20	3	1	138
10	Dip	20 Wdh.	20	3	1	123

20 Sekunden Pause zwischen jeder Übung
3 Sätze pro Übung

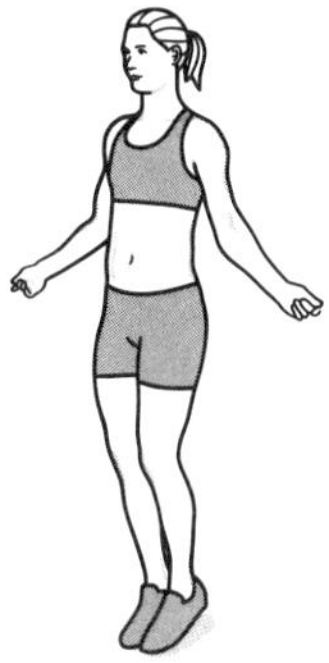

1 Seilspringen, 45 Sek.

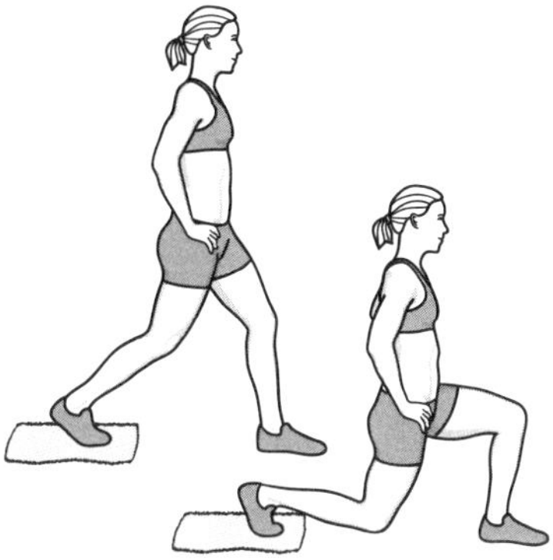

2 Gleitender Ausfallschritt, 20 Wdh.

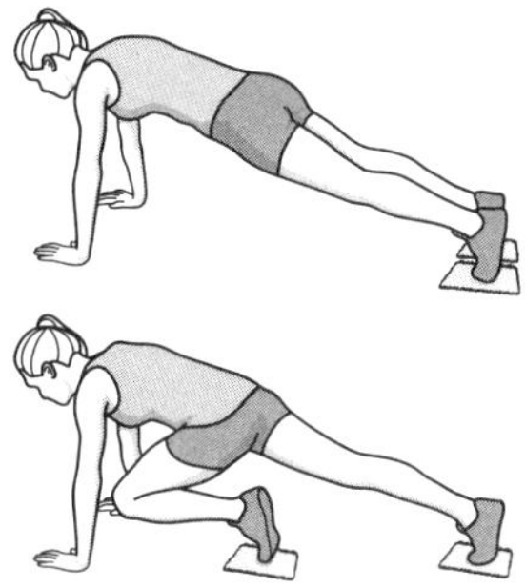

3 Gleitender Bergsteiger, 45 Sek.

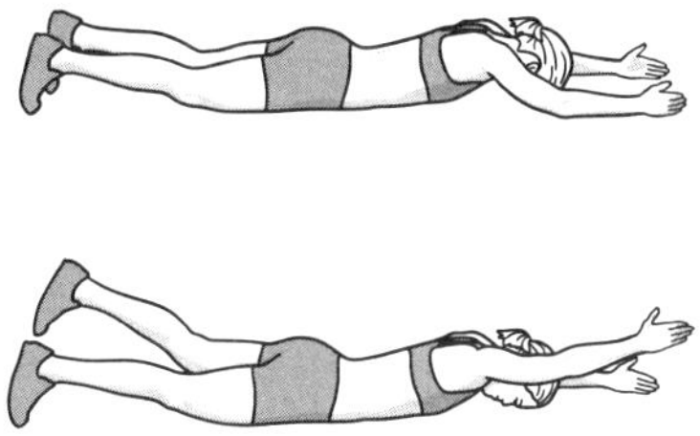

4 Paddeln in Bauchlage, 45 Sek.

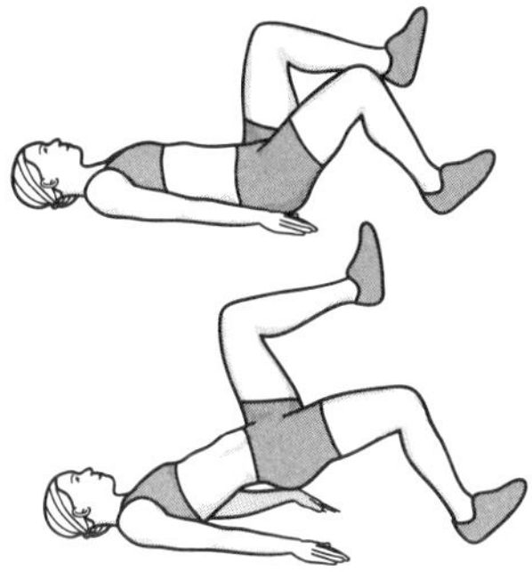

5 Einbeiniges Beckenheben, 20 Wdh.

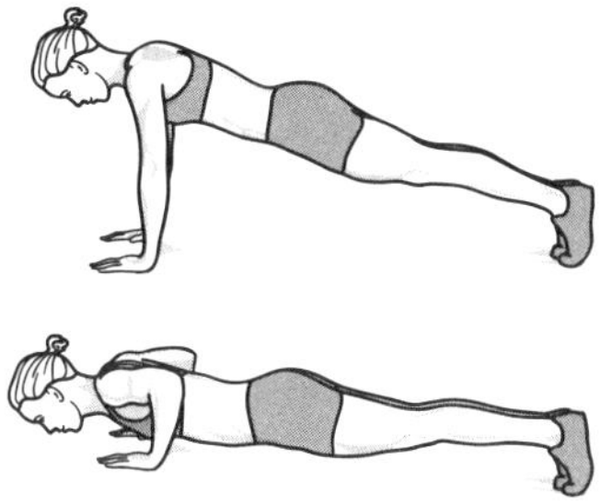

6 Liegestütz, 20 Wdh.

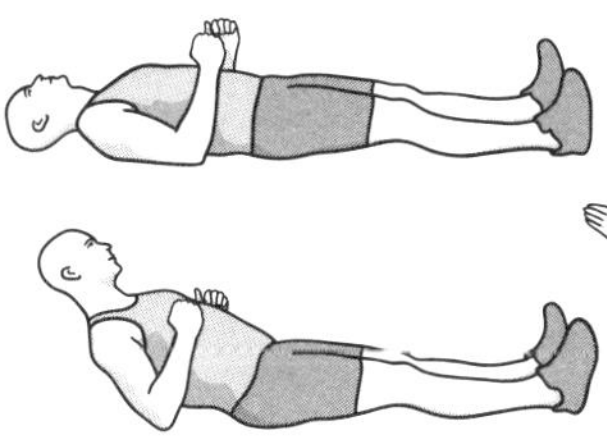

7 Latdrücken in Rückenlage, 20 Wdh.

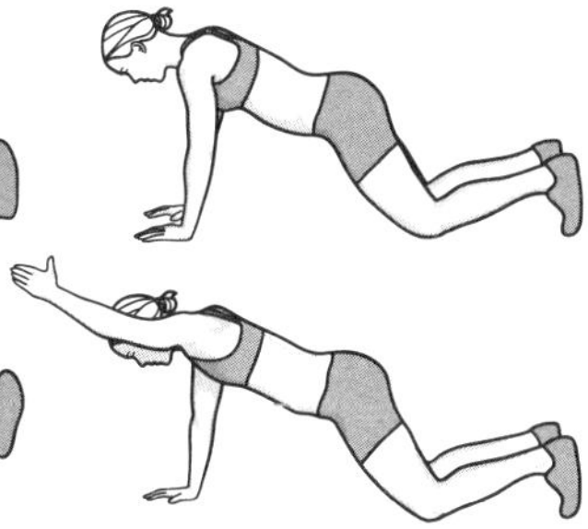

8 Frontstütz mit Armheben, 45 Sek.

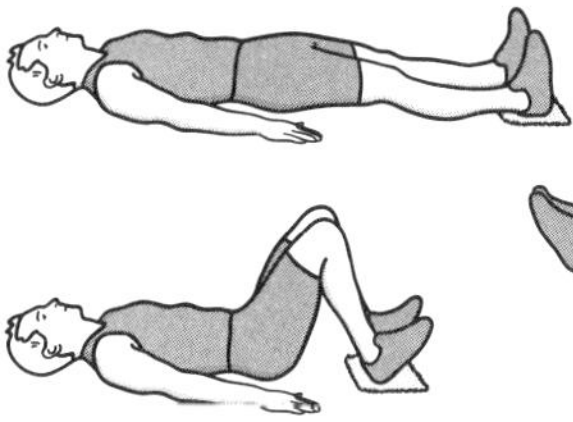

9 Gleitender Beincurl, 20 Wdh.

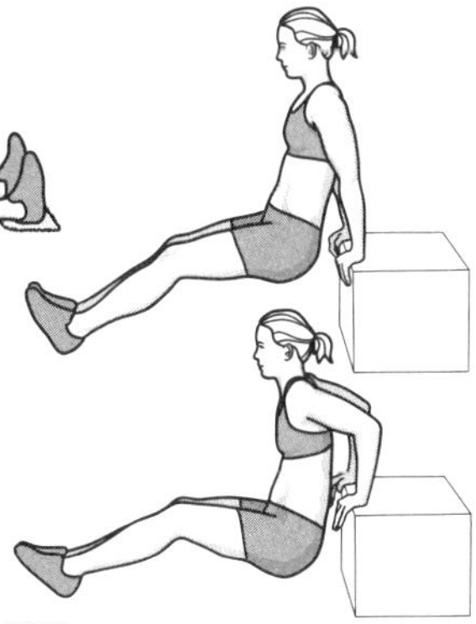

10 Dip, 20 Wdh.

50 Brettsport

Benötigtes Hilfsmittel: Box oder stabile Kiste
Trainingsdauer: 30 Min.

1 **2** 3

	Übungen	Wiederholungen/ Belastungszeit	Belastungspause in Sek.	Sätze	Intensität	Seite
1	Hampelmann	45 Sek.	20	3	1	120
2	Erhöhter Ausfallschritt	20 Wdh.	20	3	2	137
3	Unterarmstütz mit wechselndem Beinanheben	45 Sek.	20	3	2	128
4	Seitstütz mit Beinabduktion	20 Wdh.	20	3	2	130
5	Seitlicher Ausfallschritt	20 Wdh.	20	3	1	137
6	Zweipunktstütz	45 Sek.	20	3	2	126

20 Sekunden Pause zwischen jeder Übung
3 Sätze pro Übung

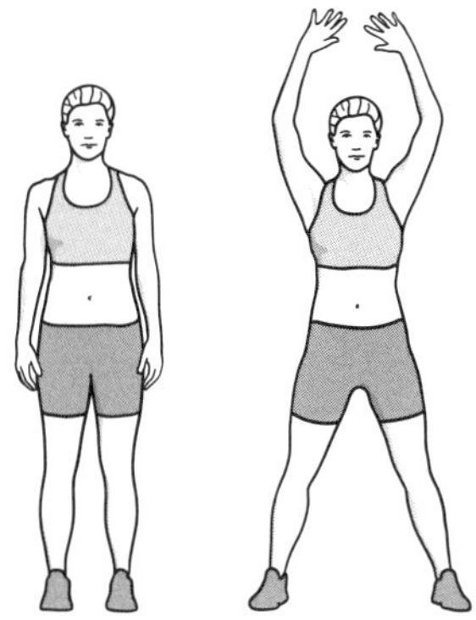

1 Hampelmann, 45 Sek.

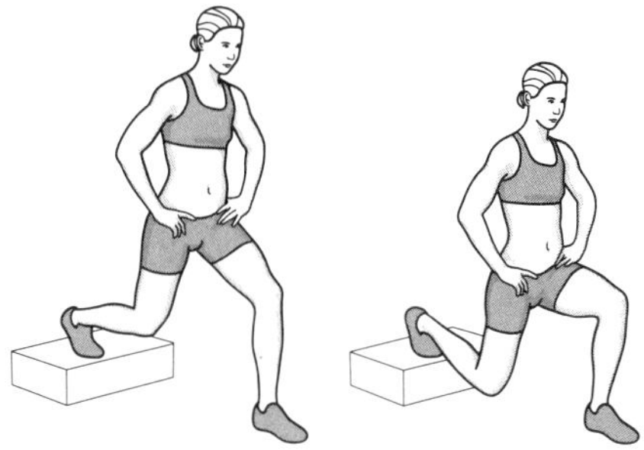

2 Erhöhter Ausfallschritt, 20 Wdh.

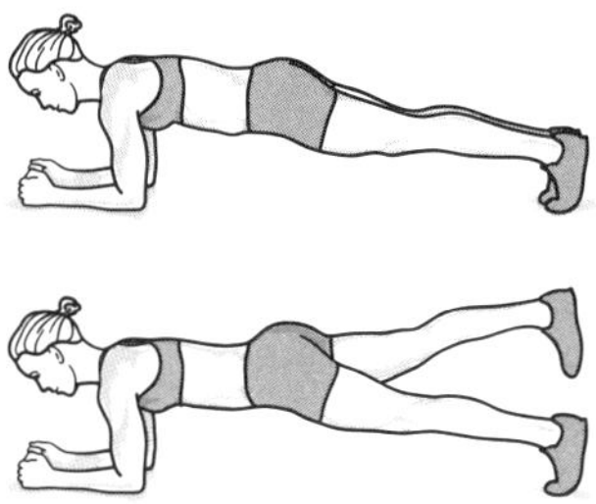

3 Unterarmstütz mit wechselndem Beinanheben, 45 Sek

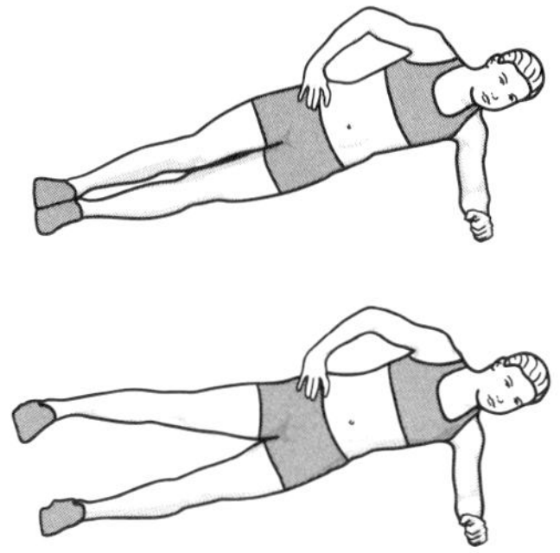

4 Seitstütz mit Beinabduktion, 20 Wdh.

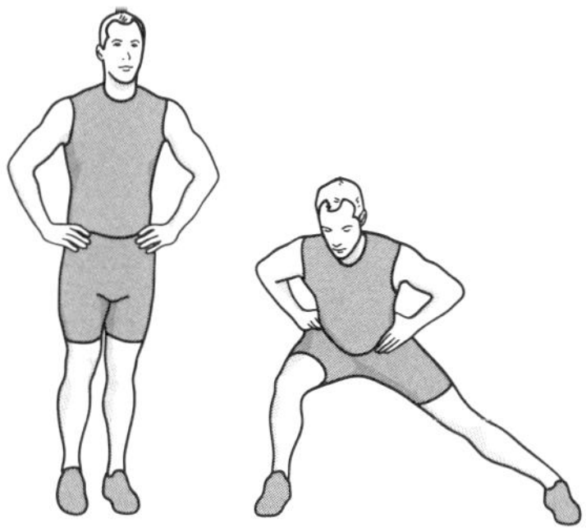

5 Seitlicher Ausfallschritt, 20 Wdh.

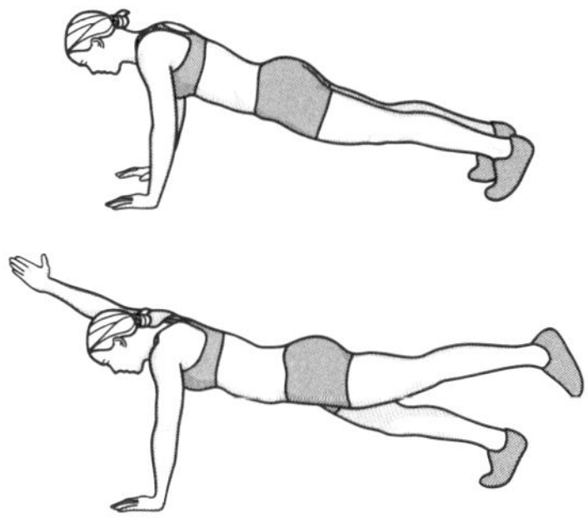

6 Zweipunktstütz, 45 Sek.

Die Übungen

3

Ausdauerübungen

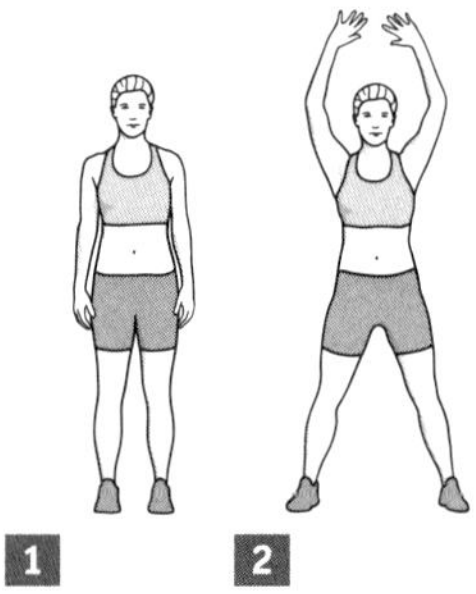

Hampelmann

1. Einen aufrechten, hüftbreiten Stand einnehmen. Die Arme sind angelegt.
2. Mit einem Sprung in einen mehr als schulterbreiten Stand werden die Hände über dem Kopf zusammengeführt. Danach wieder zurück in die Ausgangsposition springen.

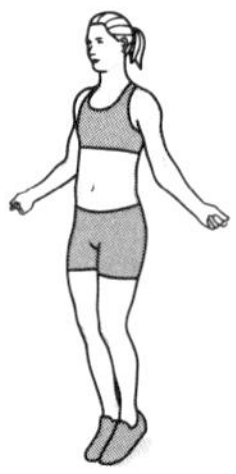

Seilspringen

Einen aufrechten, hüftbreiten Stand einnehmen. Die zu Fäusten geballten Hände etwas zur Seite vom Körper weghalten. Die Bewegung des Seilspringens nachahmen. Kleine Sprünge ausführen. Das sanfte Federn erfolgt über die Fußspitzen. Mit den Armen synchron zum Springen Schwung nehmen.

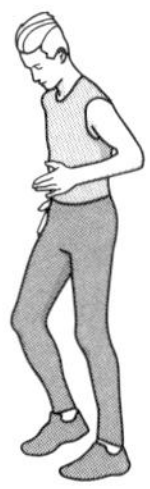

Sprinten auf der Stelle

Auf der Stelle sprinten. Dabei eine aufrechte Körperhaltung beibehalten. Die Arme gegengleich mitnehmen.

Hohe Wechselsprünge auf der Stelle

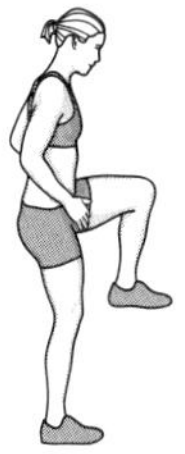

Einen hüftbreiten Stand einnehmen. Die Arme neben dem Körper anwinkeln. Ein Knie so hoch wie möglich anheben. Den Arm auf der gleichen Seite zurückführen. Den gegenüberliegenden Arm nach vorn führen und mit dem Standbein explosiv vom Boden abdrücken. Im Wechsel das rechte und linke Knie explosiv nach oben führen und die Arme gegengleich mitnehmen. Der Oberkörper bleibt dabei aufrecht.

Hohe Wechselsprünge mit Überkreuzen

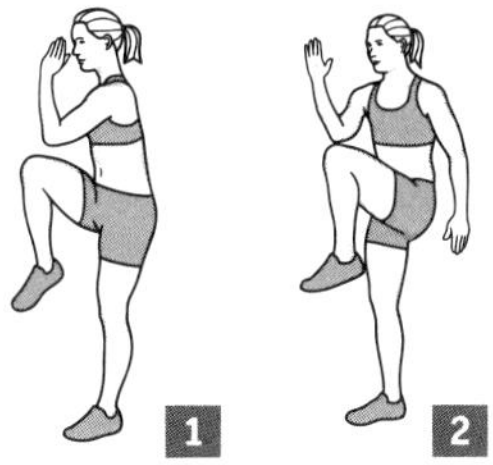

1. Einen hüftbreiten Stand einnehmen. Die Arme neben dem Körper anwinkeln. Ein Knie so hoch wie möglich anheben. Den Arm auf der gleichen Seite zurückführen. Den gegenüberliegenden Arm nach vorn führen. Ellbogen und Knie vor dem Rumpf zusammenführen. Mit dem Standbein explosiv vom Boden abdrücken.
2. Im Wechsel das rechte und linke Knie explosiv nach oben führen und mit dem gegenüberliegenden Ellbogen zusammenführen. Zwischen dem Seitenwechsel erfolgt jeweils ein kleiner Zwischensprung. Der Oberkörper bleibt dabei aufrecht.

Kniebeugensprung

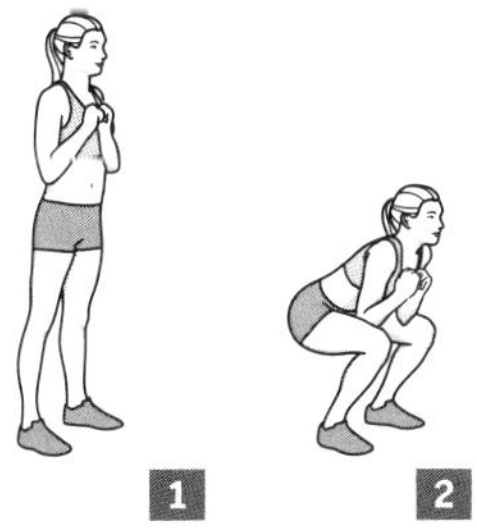

1. Einen aufrechten, hüftbreiten Stand einnehmen. Die Arme locker vor der Brust halten. Die Fußspitzen zeigen nach vorn.
2. Mit einem Sprung in eine weite und möglichst tiefe Kniebeuge kommen. Das Gesäß dabei weit nach hinten schieben. Der Rücken bleibt gestreckt. Danach sofort wieder zurück in den Stand springen.

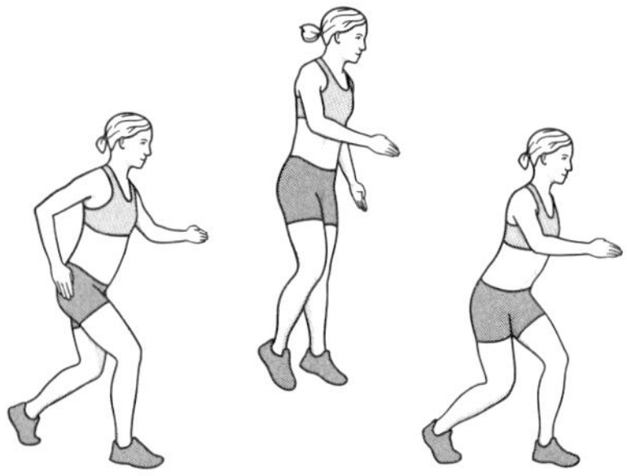

1 2 3

Scherensprung

1. Einen Ausfallschritt einnehmen. Beide Fußspitzen zeigen nach vorn. Die hintere Ferse ist angehoben. Die Knie sind leicht gebeugt.
2. Mit einem Sprung nach oben die Position der Füße wechseln.
3. Dann wieder in einem Ausfallschritt mit leicht gebeugten Knien landen. Die Arme gegengleich mitnehmen.

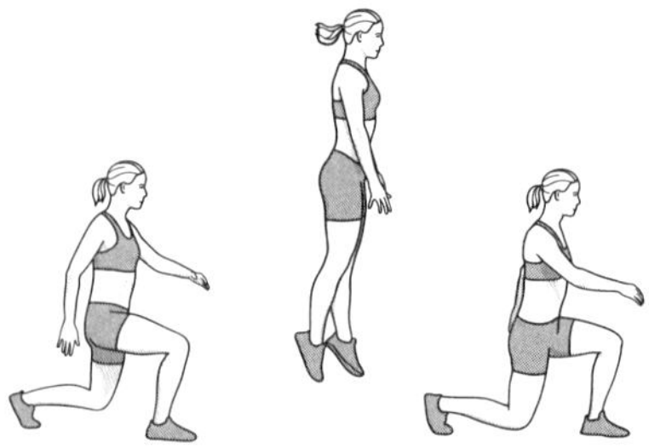

1 2 3

Ausfallschrittsprung

1. Einen Ausfallschritt einnehmen, bei dem sich das hintere Knie knapp über dem Boden befindet. Beide Fußspitzen zeigen nach vorn. Die hintere Ferse ist angehoben.
2. Mit einem Sprung nach oben die Position der Füße wechseln.
3. Dann wieder im tiefen Ausfallschritt landen. Das Ganze im Wechsel ausführen. Das vordere Knie befindet sich jeweils maximal auf Höhe der Fußspitze des vorderen Fußes oder dahinter.

Übungen für den Oberkörper

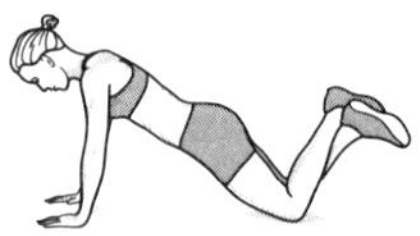

1

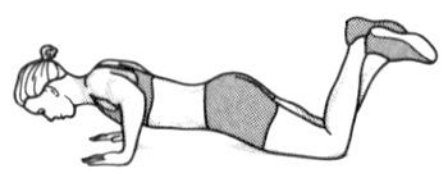

2

Liegestütz mit abgelegten Knien

1. Eine kniende Stützposition einnehmen, bei der sich die Hände unter den Schultern befinden. Die Füße sind verschränkt. Knie-, Hüft- und Schultergelenk befinden sich in einer Linie.
2. Die Ellbogen beugen und den Oberkörper absenken. Die Ellbogen bleiben dabei eng am Körper. Danach wieder nach oben drücken.

Liegestütz

1. Eine Stützposition mit schulterbreit geöffneten Händen einnehmen.
2. Die Ellbogen beugen und den Körper möglichst weit absenken. Die Oberarme bleiben dabei eng am Körper. Danach wieder nach oben drücken. Sprung-, Knie-, Hüft- und Schultergelenk bleiben während der Bewegungsausführung in einer Linie.

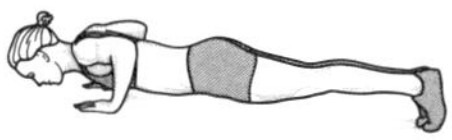
1

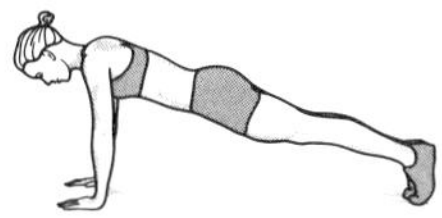
2

Negativer Liegestütz

1. Die Fußspitzen auf einem Stuhl aufsetzen und eine Stützposition mit schulterbreit geöffneten Händen einnehmen.
2. Die Ellbogen beugen und den Körper möglichst weit absenken. Die Oberarme bleiben dabei eng am Körper. Danach wieder nach oben drücken. Sprung-, Knie-, Hüft- und Schultergelenk bleiben während der Bewegungsausführung in einer Linie.

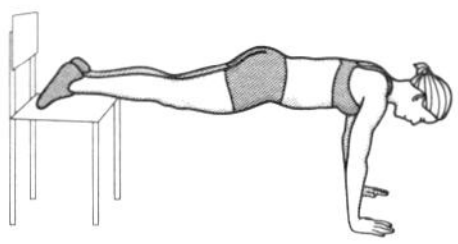
1

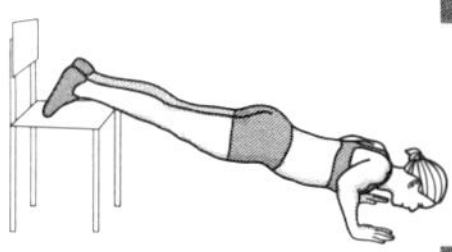
2

Dip

1. Die Fersen aufstellen und die Handballen auf einem Stuhl oder einem anderen stabilen Gegenstand aufsetzen. Den Oberkörper aufrichten. Das Gesäß ist nah an der Erhöhung, die Arme sind gestreckt.
2. Die Ellbogen beugen und das Gesäß bis kurz vor Bodenkontakt absenken. Danach wieder nach oben drücken.

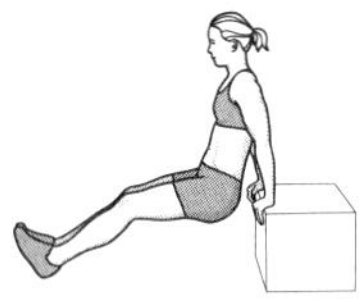
1

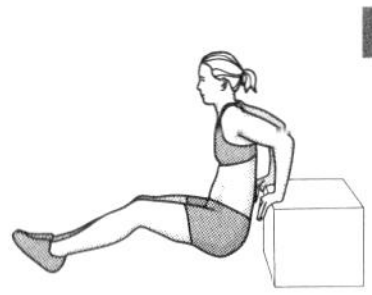
2

Armschere in der Kniebeugenposition

Eine Kniebeugenposition einnehmen. Die Fußspitzen zeigen nach vorn. Die Knie bleiben über dem Mittelfuß ausgerichtet. Der Rücken ist gestreckt. Abwechselnd den rechten und linken Arm nach oben in die Verlängerung des Oberkörpers anheben. Die Daumen zeigen dabei nach oben.

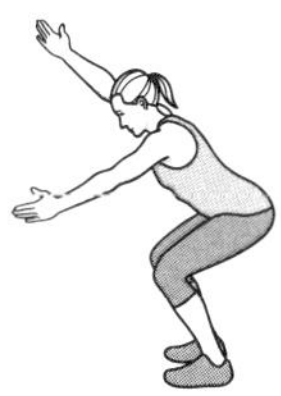

Armheben aus der Bauchlage

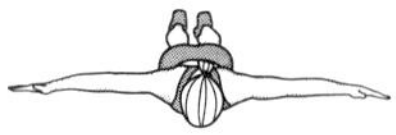

1

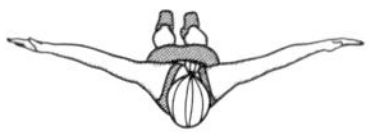

2

1. Eine Bauchlage einnehmen, die Fußspitzen aufstellen und die Arme zur Seite strecken. Die Arme sowie der Kopf sind leicht angehoben. Die Handflächen zeigen nach unten.
2. Die Arme nach oben anheben. Dabei die Schulterblätter im Rücken bewusst zueinander ziehen. Dann die Arme wieder bis kurz vor Bodenkontakt absenken. Der Blick bleibt während der gesamten Bewegungsausführung nach unten gerichtet.

Schwimmer

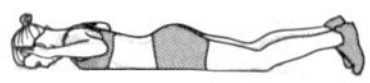

1

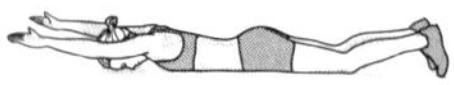

2

1. Eine Bauchlage einnehmen, die Fußspitzen aufstellen und die Arme über den Kopf strecken. Die Arme sowie der Kopf sind leicht angehoben. Die Handflächen zeigen nach unten.
2. Die Ellbogen beugen und die Arme eng am Körper nach hinten ziehen und wieder strecken. Der Blick bleibt während der gesamten Bewegungsausführung nach unten gerichtet.

Tipp: Um zusätzlich die Muskulatur der Oberschenkelrückseite, die Gesäßmuskulatur sowie den Rückenstrecker anzusprechen, können während der gesamten Bewegungsausführung die Füße mit gestreckten Beinen leicht vom Boden angehoben werden.

Handtuchziehen über Kopf

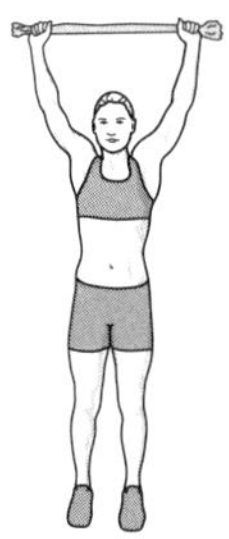

Einen aufrechten, schulterbreiten Stand einnehmen. Ein Handtuch jeweils an den Enden mit den Händen greifen und die Arme nach oben über den Kopf führen. Mit beiden Händen während der Belastungszeit konstant das Handtuch auseinanderziehen. Den Rumpf auf Spannung halten.

Latdrücken in Rückenlage

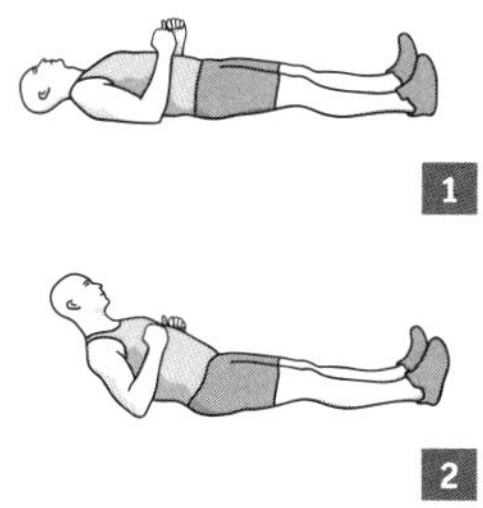

1. Eine Rückenlage einnehmen. Die Beine sind gestreckt. Die Oberarme nah am Oberkörper auf dem Boden absetzen. Die Unterarme zeigen senkrecht nach oben, die Handflächen sind zum Körper gedreht. Das Kinn in Richtung Brustbein ziehen und den Kopf vom Boden anheben.
2. Die Ellbogen mit Kraft nach unten in den Boden drücken, sodass sich der Oberkörper anhebt. Danach wieder langsam bis knapp über den Boden absenken und wiederholen. Die Kraft kommt aus dem Rücken, nicht aus den Bauchmuskeln.

Umgekehrtes Rudern am Tisch

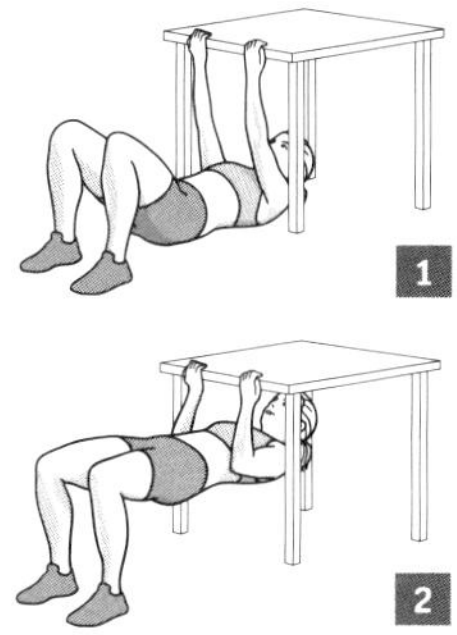

1. Eine Rückenlage unter einem stabilen und standsicheren Tisch einnehmen. Die Füße hüftbreit aufstellen und mit den Händen die Tischkante etwas mehr als schulterbreit greifen. Die Schultern befinden sich unterhalb der Hände. Den Rumpf auf Spannung bringen und die Gesäßmuskulatur aktivieren, damit das Becken nicht nach unten absinkt.
2. Die Arme beugen und mit einer Zugbewegung die Brust möglichst nah zur Tischkante führen. Die Ellbogen dabei eng am Körper führen. Oberschenkel, Becken und Oberkörper bilden eine Linie. Danach wieder langsam und kontrolliert absenken.

Klimmzug

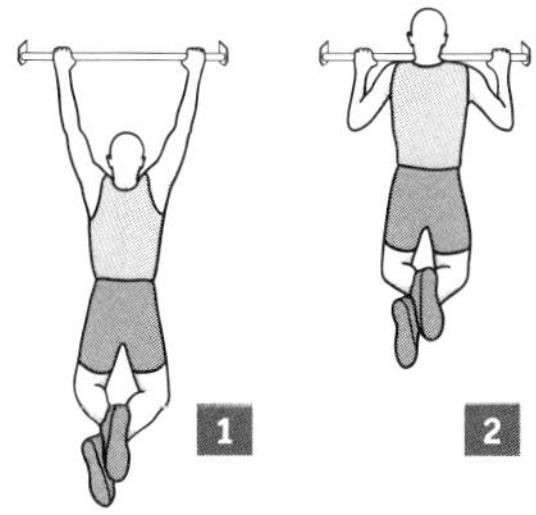

1. Eine Klimmzugstange, einen stabilen Ast oder Ähnliches etwas mehr als schulterbreit im Obergriff umfassen. Die Handflächen zeigen dabei nach unten. Die Füße überkreuzen.
2. Die Ellbogen beugen und den Körper nach oben ziehen, bis sich das Kinn über der Stange befindet. Danach wieder kontrolliert in die Ausgangsposition absenken.

Übungen für den Rumpf

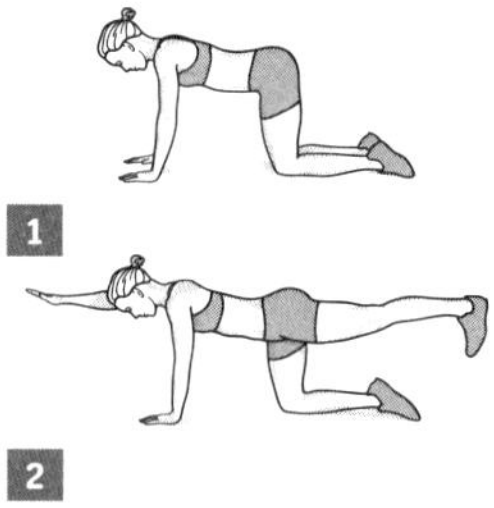

Zweipunktvierfüßler

1. Einen Vierfüßlerstand einnehmen. Die Hände befinden sich dabei unter den Schultern, die Knie unter den Hüften.
2. Den rechten Arm und das linke Bein wegstrecken. Das Becken bleibt parallel zum Boden ausgerichtet. Die Position halten.

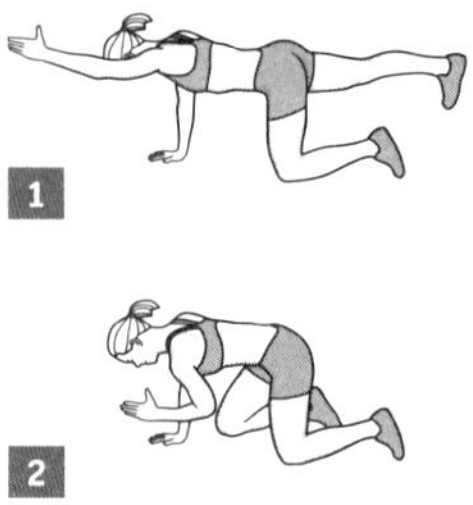

Crunch aus dem Vierfüßlerstand

1. Einen Vierfüßlerstand einnehmen. Die Hände sind unter den Schultern, die Knie unter den Hüften. Einen Arm und das gegenüberliegende Bein wegstrecken. Das Becken bleibt parallel zum Boden ausgerichtet.
2. Ellbogen und Knie beugen und unter der Brust zusammenführen, den Rücken dabei runden, Arm und Bein wieder strecken.

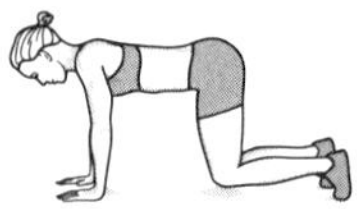

Vierfüßlerstand mit angehobenen Knien

Einen Vierfüßlerstand einnehmen. Die Hände sind unter den Schultern, die Knie unter den Hüften. Die Fußspitzen aufstellen und die Knie wenige Zentimeter vom Boden anheben. Die Position halten.

Frontstütz mit Armheben

1. Eine kniende Stützposition einnehmen, bei der sich die Hände unter den Schultern befinden. Die Knie befinden sich etwas hinter den Hüften. Die Fußspitzen aufstellen.
2. Im Wechsel den rechten und linken Arm anheben, sodass sich dieser jeweils in der Verlängerung des Oberkörpers befindet. Der Daumen zeigt dabei nach oben. Die Position jeweils für 5 Sekunden halten.

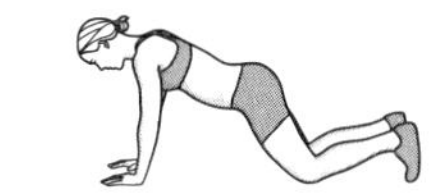
1
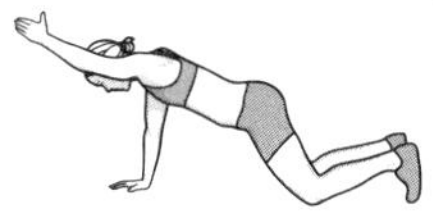
2

Zweipunktstütz

1. Eine Stützposition mit schulterbreit geöffneten Händen und Füßen einnehmen. Das Becken befindet sich in einer Linie mit Oberkörper und Oberschenkeln.
2. Über die Diagonale einen Arm und ein Bein gestreckt vom Boden anheben. Die Position halten und danach die Seiten wechseln.

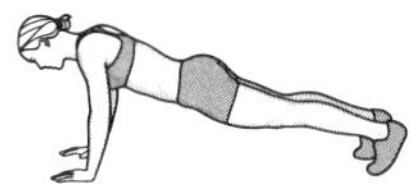
1
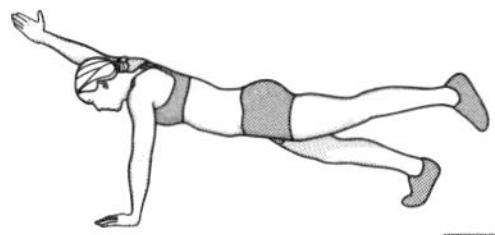
2

Unterarmstütz

Einen Unterarmstütz einnehmen. Die Ellbogen befinden sich dabei unter den Schultern. Das Becken bildet mit Oberkörper und Oberschenkeln eine Linie. Die Wirbelsäule behält durch ein Anspannen der Rumpfmuskulatur ihre normale physiologische Krümmung bei. Die Position halten.

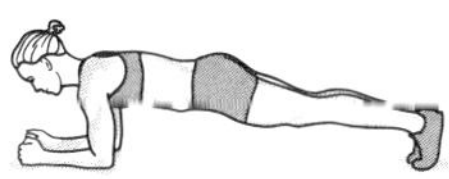

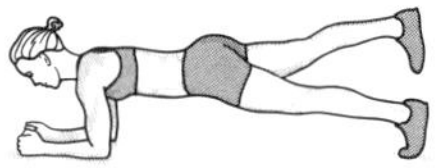

Unterarmstütz mit wechselndem Beinanheben

Einen Unterarmstütz einnehmen. Die Ellbogen sind unter den Schultern. Das Becken ist mit Oberkörper und Oberschenkeln in einer Linie. Abwechselnd den rechten und linken Fuß wenige Zentimeter vom Boden anheben. Die Position jeweils für 2 bis 3 Sekunden halten.

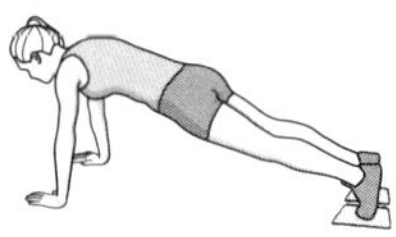

1

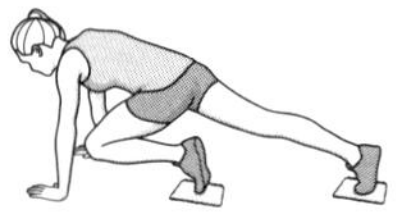

2

Gleitender Bergsteiger

1. Eine Stützposition mit schulterbreit geöffneten Händen und hüftbreit geöffneten Füßen einnehmen. Beide Füße jeweils auf ein kleines Handtuch stellen. Die Handgelenke befinden sich direkt unter den Schultergelenken. Rumpf und Gesäß sind auf Spannung und der Körper ist in einer Linie.
2. Im dynamischen Wechsel rechtes und linkes Knie in Richtung Brustkorb ziehen.

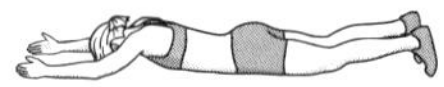

1

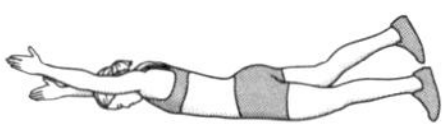

2

Paddeln in Bauchlage

1. Eine Bauchlage mit über den Kopf gestreckten Armen einnehmen.
2. Abwechselnd einen Arm und das gegenüberliegende Bein anheben. Während der kompletten Bewegungsausführung bleiben Arme und Beine vom Boden angehoben.

Seitstütz mit abgelegten Knien

Einen Seitstütz mit abgelegten Knien einnehmen. Die Knie befinden sich etwa im rechten Winkel. Der stützende Unterarm zeigt gerade nach vorn. Der Ellbogen befindet sich direkt unter der Schulter. Die freie Hand an die Hüfte legen. Das Becken nach oben schieben und die Position halten.

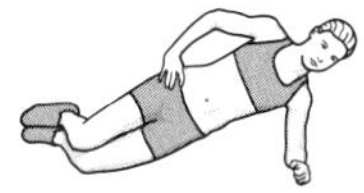

Seitstütz

Einen gestreckten Seitstütz mit übereinanderliegenden Beinen einnehmen und auf einem Unterarm abstützen. Der Ellbogen befindet sich direkt unter dem Schultergelenk. Den freien Arm senkrecht nach oben strecken. Den Rumpf auf Spannung halten, sodass sich das Becken auf einer Höhe zwischen Oberschenkel und Oberkörper befindet. Die Position halten.

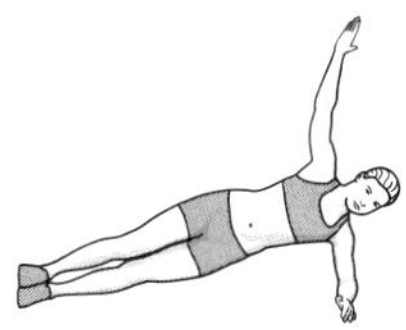

Dynamischer Seitstütz

1. Einen gestreckten Seitstütz mit übereinanderliegenden Beinen einnehmen und auf dem Unterarm abstützen. Der Ellbogen ist direkt unter dem Schultergelenk. Den freien Arm senkrecht nach oben strecken. Den Rumpf auf Spannung halten, sodass sich das Becken in einer Linie mit Oberschenkeln und Oberkörper befindet.
2. Das Becken in einer dynamischen fließenden Bewegung bis kurz vor Bodenkontakt absenken und wieder anheben.

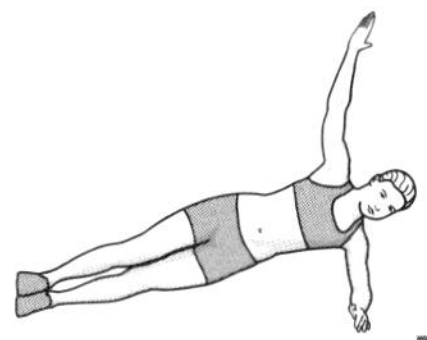

1

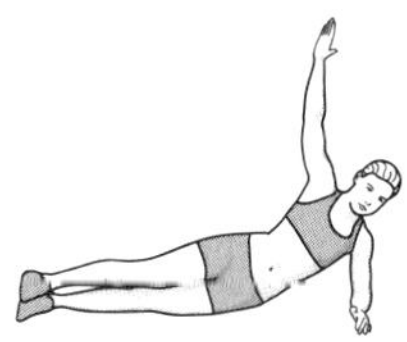

2

Seitstütz mit Hüftrotation

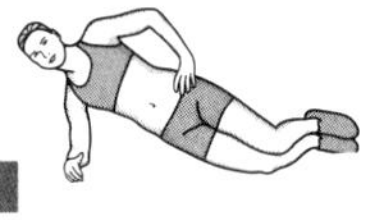

1

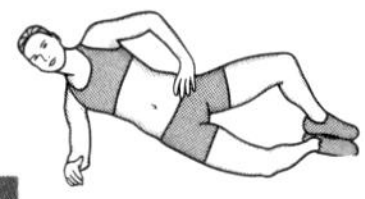

2

1. Einen Seitstütz mit abgelegten Knien einnehmen und auf dem Unterarm abstützen. Die Knie sind rechtwinklig nach hinten gebeugt. Der Ellbogen ist direkt unter dem Schultergelenk. Die freie Hand an die Hüfte legen. Das Becken anheben, sodass Oberschenkelaußenseite und Rumpf eine Linie bilden.
2. Im dynamischen Wechsel das obere Knie anheben und absenken, ohne es abzulegen. Die Füße behalten dabei den Kontakt zueinander.

Seitstütz mit Beinabduktion

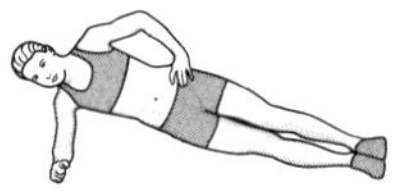

1

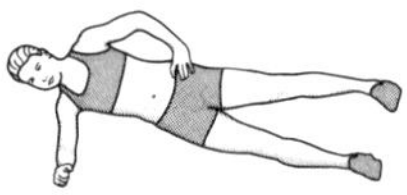

2

1. Einen Seitstütz mit übereinanderliegenden Beinen einnehmen und auf dem Unterarm abstützen. Der Ellbogen ist direkt unter dem Schultergelenk. Die freie Hand an die Hüfte legen. Den Rumpf auf Spannung halten, sodass sich das Becken in einer Linie mit Oberschenkeln und Oberkörper befindet.
2. Im dynamischen Wechsel das obere Bein anheben und absenken, ohne es abzulegen.

T-Stand mit Beinabduktion

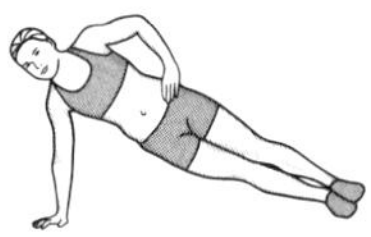

1

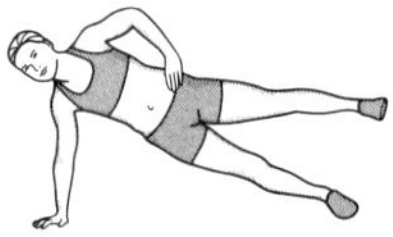

2

1. Eine seitliche Stützposition mit gestreckten Beinen einnehmen und auf einer Hand abstützen. Dabei befindet sich die stützende Hand direkt unter der Schulter. Die freie Hand ist an der Hüfte angelegt. Die Füße liegen übereinander. Der Körper befindet sich in einer Linie.
2. Das obere Bein nach oben anheben und wieder absenken, ohne abzulegen, und wiederholen.

Crunch

1. Eine Rückenlage einnehmen. Die Fersen auf dem Boden aufstellen, sodass sich die Knie etwa im rechten Winkel befinden. Die Arme seitlich am Körper knapp über dem Boden angehoben halten. Die Handflächen zeigen dabei nach vorn. Den Kopf etwas anheben. Das Kinn dabei in Richtung Brustbein ziehen. Die Bauchmuskeln anspannen.
2. Mit den Händen eine gedachte Wand nach vorn wegschieben. Dabei Wirbel für Wirbel nach oben aufrollen. Danach langsam wieder abrollen, ohne abzulegen.

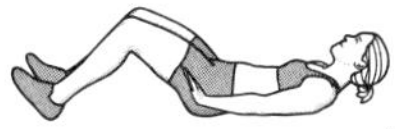
1

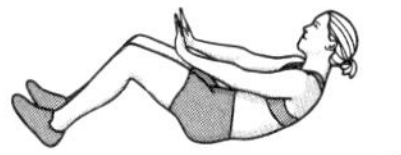
2

Wechselndes Beinstrecken in Rückenlage

1. Eine Rückenlage einnehmen. Die Arme mit den Handflächen nach unten neben dem Körper ablegen. Beide Beine rechtwinklig gebeugt anheben, sodass die Unterschenkel in der Waagrechten sind.
2. Ein Bein nach vorn strecken, ohne es abzulegen, dann im dynamischen Wechsel die Beine beugen und strecken.

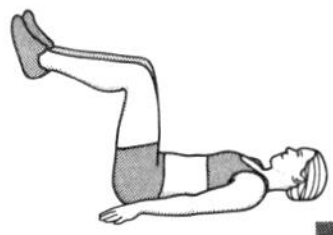
1

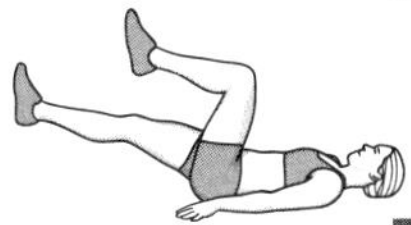
2

Käfer

1. Eine Rückenlage einnehmen. Ein Bein strecken, das andere angewinkelt nach oben nehmen. Auf der Seite des gestreckten Beins den Arm nach vorn strecken. Auf der gegenüberliegenden Seite den Arm nach hinten über den Kopf strecken. Arme und Beine sind vom Boden angehoben. Den Kopf anheben und das Kinn in Richtung Brustbein ziehen.
2. In einer fließenden Bewegung gleichzeitig die Arm- und Beinstellung wechseln.

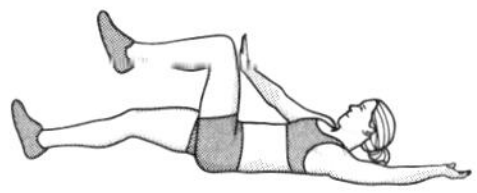
1

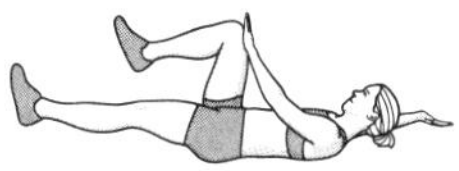
2

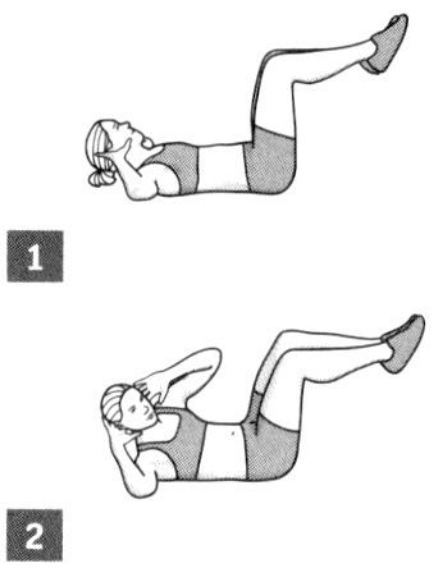

Diagonaler Crunch

1. Eine Rückenlage einnehmen. Beide Beine rechtwinklig gebeugt anheben, sodass die Unterschenkel in der Waagrechten sind. Den Kopf etwas vom Boden anheben und die Fingerspitzen an die Schläfen legen.
2. Im dynamischen Wechsel die Schulter anheben und den Ellbogen jeweils zum gegenüberliegenden Knie führen.

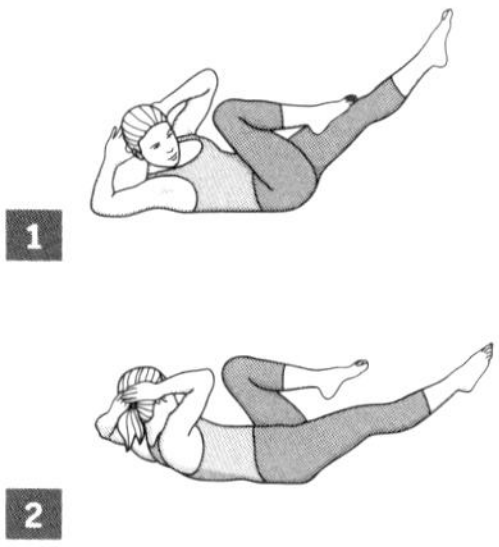

Diagonaler Crunch mit Beinanziehen

1. Eine Rückenlage einnehmen. Ein Bein gestreckt vom Boden anheben. Das andere Bein anwinkeln und das Knie in Richtung des gegenüberliegenden Ellbogens ziehen. Den Oberkörper etwas vom Boden anheben und den Ellbogen zum gegenüberliegenden Knie führen.
2. In einem fließenden Wechsel Ellbogen und Knie der gegenüberliegenden Seite zusammenführen.

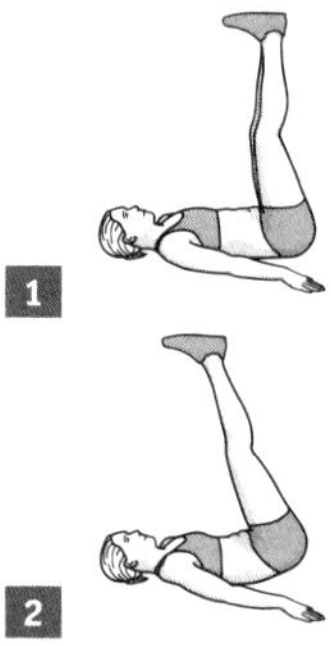

Beckenlift

1. Eine Rückenlage einnehmen. Die Arme mit den Handflächen nach unten neben dem Körper ablegen. Beide Beine senkrecht nach oben strecken.
2. Aus der Kraft der unteren Bauchmuskulatur das Becken vom Boden anheben und absenken, ohne es abzulegen.

Gestrecktes Beinsenken

1. Eine Rückenlage einnehmen. Die Arme mit den Handflächen nach unten seitlich neben dem Körper ablegen. Die Beine senkrecht nach oben strecken.
2. Mit Rumpfspannung die Beine langsam nach unten bis kurz vor Bodenkontakt absenken. Danach wieder anheben.

Tipp: Die Beine nur bis halbe Höhe abzusenken oder die Knie leicht anzuwinkeln, sind zu Beginn gute Möglichkeiten, die Übung etwas zu erleichtern.

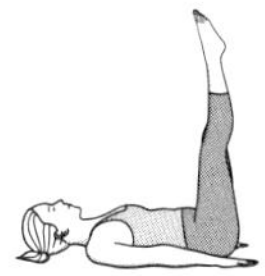

1

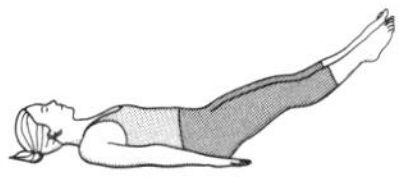

2

Liegende Rumpfrotation mit angewinkelten Beinen

1. Eine Rückenlage einnehmen und die Beine anwinkeln, sodass sich die Oberschenkel in der Senkrechten und die Unterschenkel in der Waagrechten befinden. Die Arme seitlich am Körper mit den Handflächen nach unten ablegen.
2. Die Beine im Wechsel zur rechten und linken Seite pendeln. Beide Schulterblätter behalten während der Bewegungsausführung den Kontakt zum Boden. Den Rumpf auf Spannung halten.

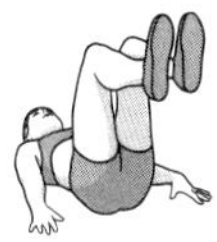

1

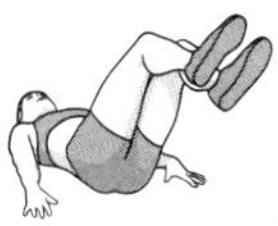

2

Liegendc Rumpfrotation mit gestreckten Beinen

1. Eine Rückenlage einnehmen und die Beine nach oben strecken. Die Arme zur Seite strecken und mit den Handflächen nach unten ablegen.
2. Die Beine im Wechsel zur rechten und linken Seite pendeln. Beide Schulterblätter behalten während der Bewegungsausführung den Kontakt zum Boden. Den Rumpf auf Spannung halten.

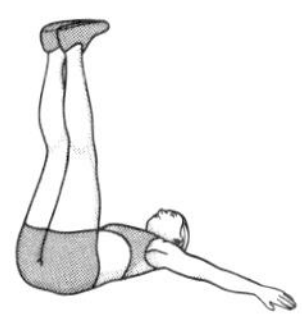

1

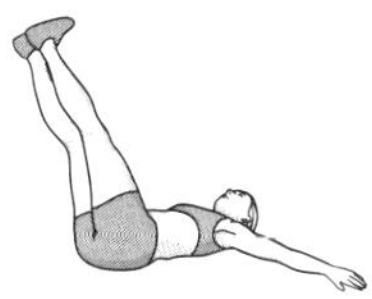

2

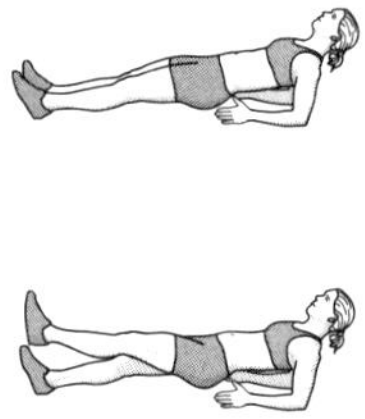

1 2

Umgekehrter Stütz mit Beinanheben

1. Eine Rückenlage einnehmen und auf den Unterarmen abstützen. Dabei sind die Ellbogen unter den Schultergelenken, die Unterarme zeigen in Richtung Gesäß. Das Gesäß ist auf Spannung, sodass Oberschenkel und Rumpf eine Linie bilden.
2. Abwechselnd den rechten und linken Fuß wenige Zentimeter vom Boden anheben und absenken. Die Position jeweils für 2 bis 3 Sekunden halten.

Tipp: Um die Nackenmuskulatur etwas zu entlasten, kann das Kinn in Richtung Brustbein gezogen werden.

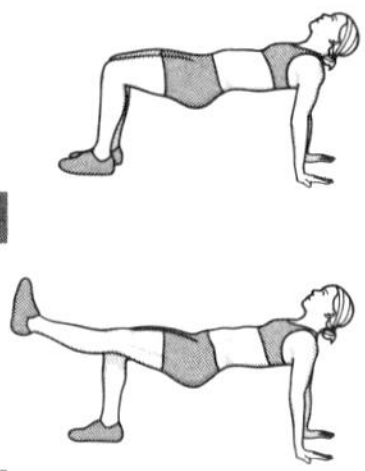

1 2

Brücke mit wechselndem Beinstrecken

1. Einen Sitz einnehmen. Die Füße aufstellen und die Hände hinter dem Gesäß aufsetzen, sodass die Fingerspitzen nach hinten zeigen. Das Becken durch Aktivierung der Gesäßmuskulatur so weit anheben, bis Oberschenkel und Rumpf eine Linie bilden. Die Knie befinden sich etwa im rechten Winkel, die Hände sind direkt unter den Schultergelenken.
2. Abwechselnd das rechte und linke Bein nach vorn strecken. Die Position jeweils für 2 bis 3 Sekunden halten.

Übungen für die Beine

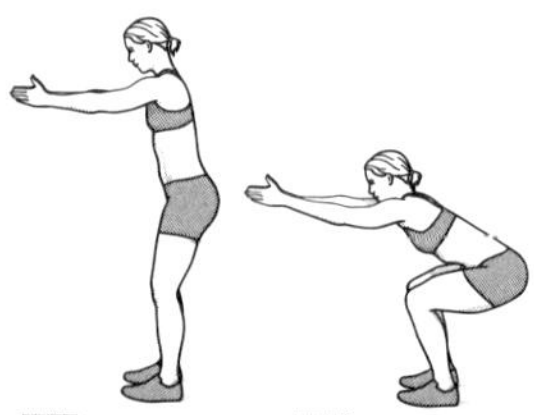

1 2

Kniebeuge

1. Einen schulterbreiten Stand einnehmen. Die Fußspitzen zeigen nach vorn.
2. Die Knie beugen und das Gesäß nach hinten unten schieben. Die Knie bleiben dabei über dem Mittelfuß. Danach wieder in den Stand aufrichten.

Einbeinige Kniebeuge

1. Einen aufrechten Stand einnehmen und ein Bein gestreckt etwas nach vorn anheben. Die Arme auf Schulterhöhe nach vorn strecken.
2. Knie und Hüfte des Standbeins gleichzeitig beugen und das Gesäß so weit wie möglich absenken. Das Bein der anderen Seite gestreckt in der Luft halten. Dann wieder in den Stand aufrichten. Das Knie des Standbeins befindet sich während der Bewegungsausführung maximal auf Höhe der Fußspitze oder dahinter.

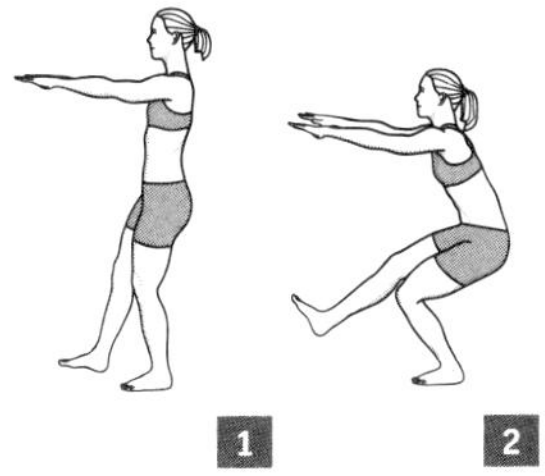

Good Morning

1. Einen aufrechten, hüftbreiten Stand einnehmen. Die Oberarme etwa um 45 Grad vom Oberkörper abspreizen, die Unterarme senkrecht nach oben anwinkeln.
2. Den Oberkörper aus der Hüfte nach vorn neigen, bis er etwa in der Waagrechten ist. Die Wirbelsäule behält durch das Anspannen der Rumpfmuskulatur ihre normale physiologische Krümmung bei. Danach wieder aufrichten.

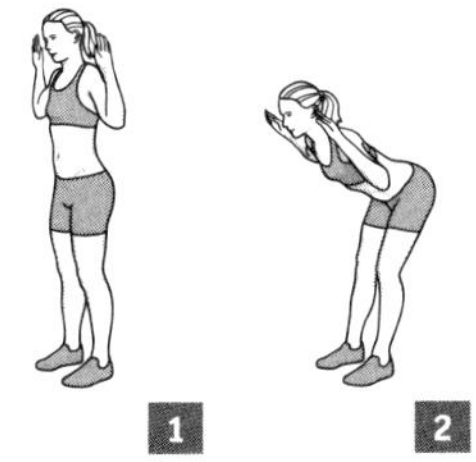

Wandsitzen

Mit dem Rücken gegen eine Wand lehnen und eine sitzende Position einnehmen, bei der sich die Oberschenkel in der Waagrechten und die Knie im rechten Winkel befinden. Die Arme vor dem Brustkorb verschränken. Die Position halten.

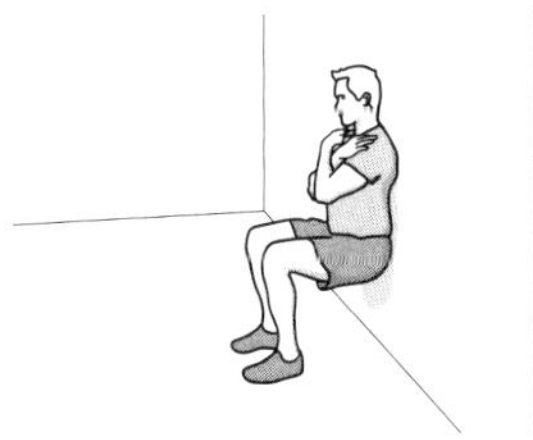

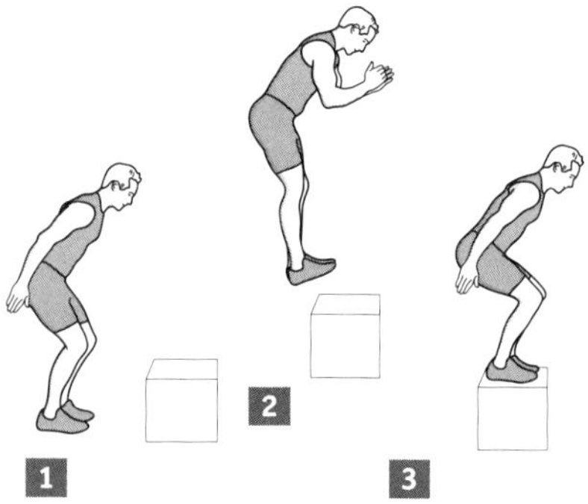

Boxsprung

1. Vor einer stabilen Box mit etwas Abstand schulterbreit aufstellen. Die Fußspitzen zeigen nach vorn. Die Arme nach hinten führen. Die Knie leicht beugen.
2. Die Arme explosiv nach oben führen und mithilfe dieses Schwungs auf die Box springen.
3. Die Landung durch das Beugen der Knie sanft abfedern. Die Arme wieder nach hinten führen und auf den Boden springen. Sofort zum nächsten Sprung ansetzen.

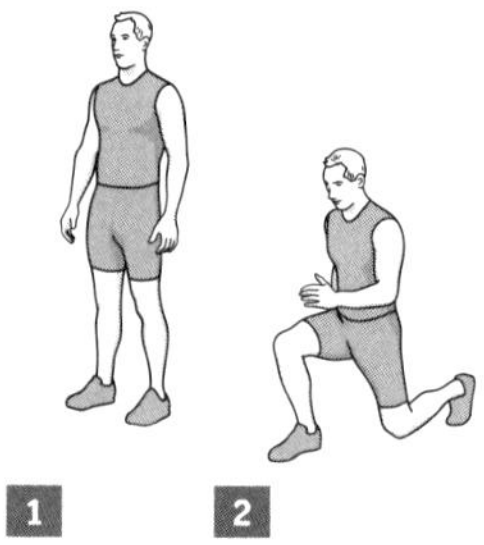

Ausfallschritt

1. Einen aufrechten Stand mit hüftbreit geöffneten Füßen einnehmen.
2. Einen Ausfallschritt nach vorn ausführen. Das hintere Knie bis kurz vor Bodenkontakt absenken. Das vordere Knie bleibt über dem Mittelfuß ausgerichtet. Danach wieder zurück in den Stand kommen und den Ausfallschritt im Wechsel ausführen. Die Arme dabei gegengleich mitnehmen.

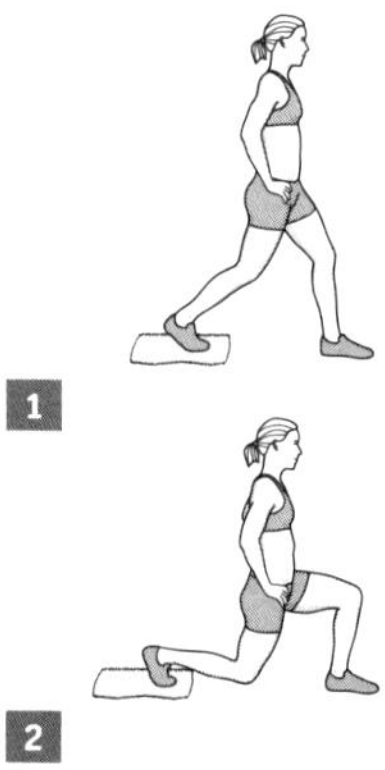

Gleitender Ausfallschritt

1. Einen Ausfallschritt einnehmen. Dabei befindet sich die Fußspitze des hinteren Fußes auf einem Handtuch. Beide Fußspitzen zeigen nach vorn.
2. Das hintere Knie bis kurz vor Bodenkontakt absenken. Dabei gleitet der hintere Fuß auf dem Handtuch weiter nach hinten. Das vordere Knie bleibt über dem Mittelfuß ausgerichtet. Den hinteren Fuß mit Kraft gleitend wieder nach vorn ziehen und zurück in die Ausgangsposition kommen.

Erhöhter Ausfallschritt

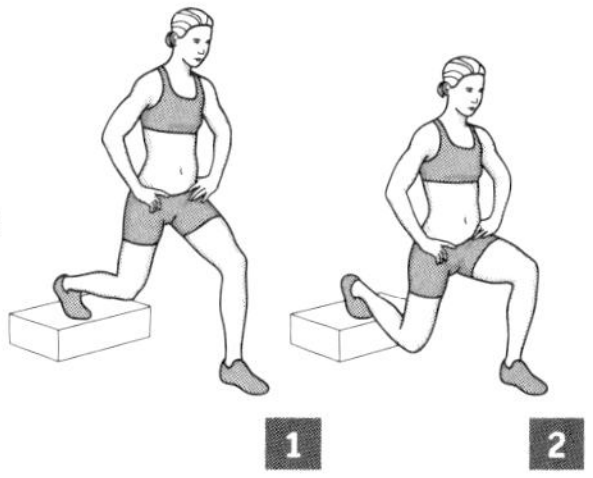

1. Eine Schrittstellung einnehmen, bei der die hintere Fußspitze auf einer Erhöhung abgestellt ist. Die Fußspitzen zeigen nach vorn. Die Hände an die Hüften legen.
2. Das hintere Knie bis kurz vor Bodenkontakt absenken. Das vordere Knie bleibt über dem Mittelfuß ausgerichtet. Danach wieder aufrichten.

Seitlicher Ausfallschritt

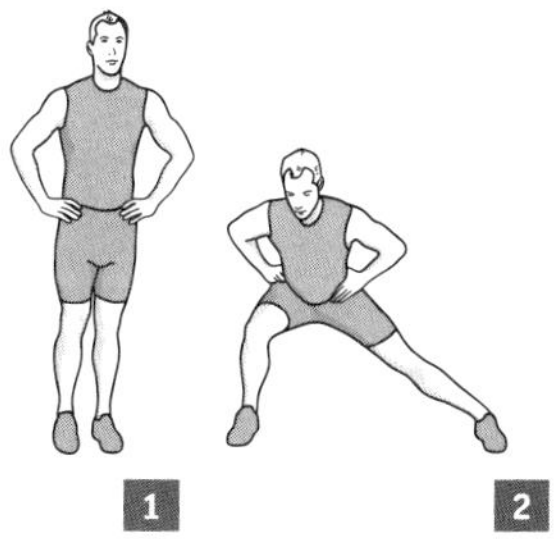

1. Einen aufrechten, hüftbreiten Stand einnehmen. Die Hände an die Hüften anlegen.
2. Einen großen Schritt zur Seite ausführen und das Knie beugen. Dabei das Gesäß nach hinten unten schieben. Der Körperschwerpunkt befindet sich auf der Seite des gebeugten Beins. Der Rücken ist gestreckt. Dann den Schritt sofort wieder schließen und in die Ausgangsposition zurückkehren.

Gleitender seitlicher Ausfallschritt

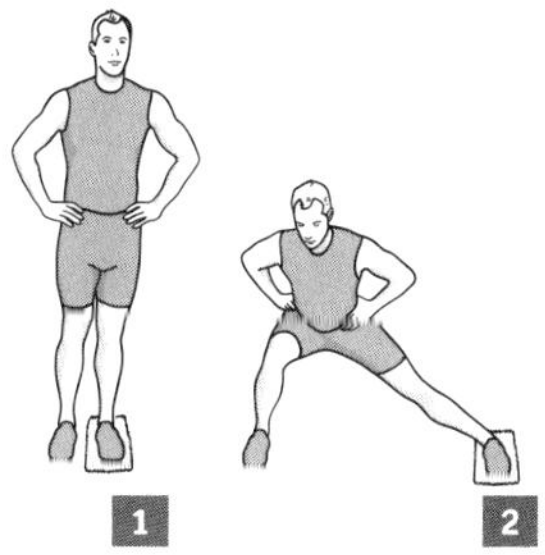

1. Einen aufrechten, hüftbreiten Stand einnehmen und einen Fuß auf ein kleines Handtuch stellen. Die Hände an die Hüften anlegen.
2. Mit dem Fuß, der sich auf dem Handtuch befindet, zur Seite gleiten. Das Knie des Standbeins beugen und dadurch das Gesäß nach hinten und unten schieben. Der Rücken bleibt gestreckt. Danach wieder in die Ausgangsposition aufrichten.

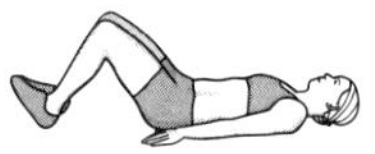

1

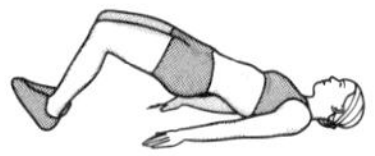

2

Beckenheben

1. Eine Rückenlage mit aufgestellten Füßen einnehmen.
2. Das Becken durch die Kraft der Gesäßmuskeln so weit wie möglich nach oben schieben. Dann bis kurz vor Bodenkontakt wieder absenken.

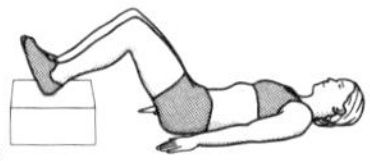

1

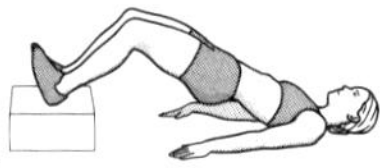

2

Erhöhtes Beckenheben

1. Eine Rückenlage einnehmen, dabei die aufgestellten Fersen auf einer Erhöhung platzieren. Die Knie befinden sich etwa im rechten Winkel. Die Arme seitlich ablegen.
2. Das Becken durch die Kraft der Gesäßmuskulatur so weit wie möglich nach oben schieben. Dann bis kurz vor Bodenkontakt wieder absenken.

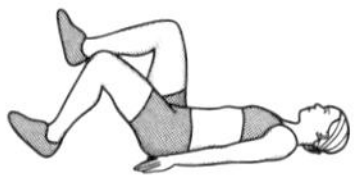

1

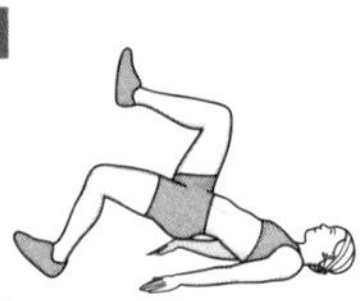

2

Einbeiniges Beckenheben

1. Eine Rückenlage einnehmen. Die Ferse eines Fußes aufsetzen, sodass sich das Knie auf dieser Seite im rechten Winkel befindet. Das gegenüberliegende Bein angewinkelt nach oben nehmen, sodass der Oberschenkel senkrecht nach oben zeigt.
2. Das Becken so weit wie möglich nach oben schieben. Danach bis kurz vor Bodenkontakt wieder absenken.

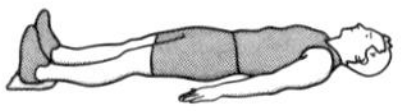

1

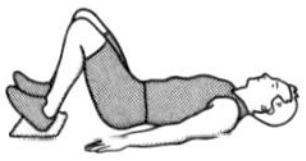

2

Gleitender Beincurl

1. Eine Rückenlage einnehmen. Die Arme mit den Handflächen nach unten neben dem Körper ablegen. Die Beine nach vorn strecken, beide Fersen sind auf einem kleinen Handtuch platziert. Durch Aktivierung der Gesäßmuskulatur das Becken etwas vom Boden anheben.
2. Die Fersen auf dem Handtuch gleitend in Richtung Gesäß ziehen und dabei die Beine beugen, dann wieder strecken. Das Becken bleibt während der gesamten Bewegungsausführung vom Boden angehoben.

Übungsregister

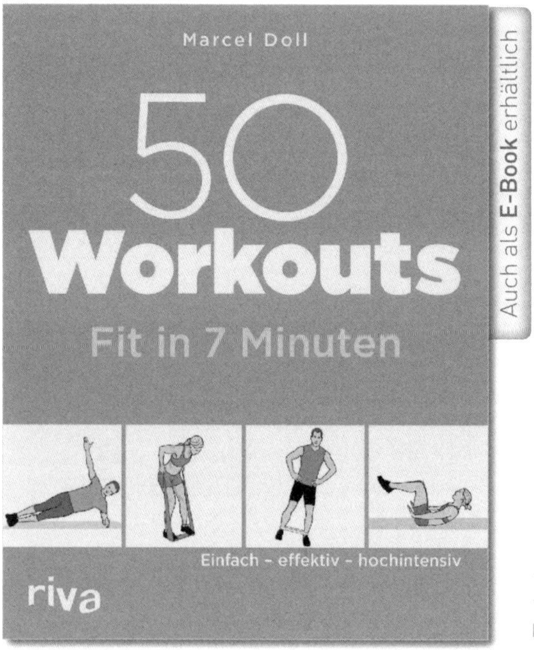

144 Seiten
12,00 € (D) | 12,40 € (A)
ISBN 978-3-7423-0173-4

Marcel Doll

50 Workouts – Fit in 7 Minuten

Einfach – effektiv – hochintensiv

Ein kurzes hochintensives Workout ist deutlich wirkungsvoller als langes Cardio- oder Krafttraining niedriger Intensität. Mit ein paar wenigen Geräten und nur 7 Minuten Zeit lässt sich bereits ein großer Trainingseffekt erzielen. Vom Bauch-Beine-Po-Training über Kettlebell-, Miniband- und Hantelübungen bis zu schnellen HIT- und Cardioworkouts bietet dieser Fitnessratgeber 50 schnelle Trainingseinheiten, die einfach in den Alltag integriert werden können. Dabei werden Kraft, Ausdauer oder Schnelligkeit trainiert – je nach Trainingsplan. Alle Workouts sind übersichtlich dargestellt und komplett illustriert und dank unterschiedlicher Schwierigkeitsgrade sowohl für Einsteiger als auch für Fortgeschrittene geeignet. Zudem werden alle Übungen in einem Extrakapitel nochmals ausführlich beschrieben.

riva

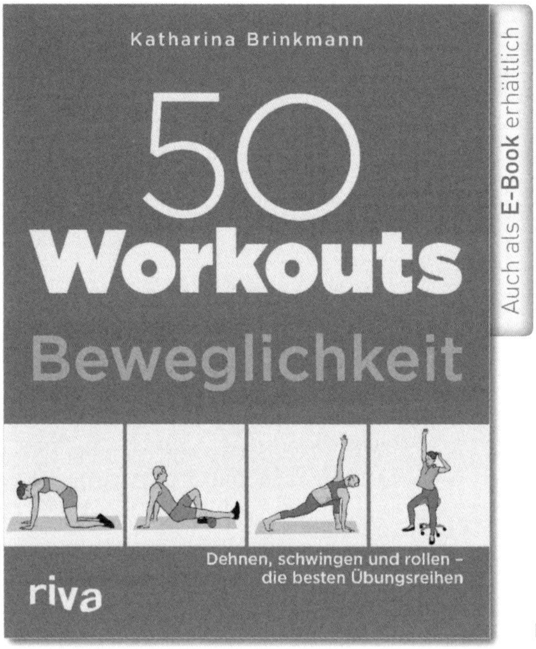

144 Seiten
12,00 € (D) | 12,40 € (A)
ISBN 978-3-7423-1026-2

Katharina Brinkmann

50 Workouts – Beweglichkeit

Dehnen, schwingen und rollen – die besten Übungsreihen

Beweglichkeit ist neben Kraft und Ausdauer eine weitere Grundvoraussetzung für einen gesunden und fitten Körper. Mit diesen 50 Workouts zeigt Katharina Brinkmann mit Dehn-, Mobilisations- und Schwungübungen, wie nicht nur Gelenke beweglicher, sondern auch Muskeln, Faszien und Bänder wieder elastischer und flexibler werden. Mit gezielten Übungsreihen für einzelne Körperbereiche wie Hüften, Schultern und Wirbelsäule sowie mit sportartspezifischen Routinen und Programmen, die sogar am Arbeitsplatz ausgeführt werden können, lässt sich die Beweglichkeit optimal trainieren. Diese Workouts, die zwischen 10 und 45 Minuten dauern und unterschiedliche Schwierigkeitsgrade haben, sorgen schon nach wenigen Übungseinheiten für schnelle Erfolge und spürbar mehr Leistungsfähigkeit in Alltag und Sport.

riva